2021年度教育部人文社会科学研究规划基金项目的阶段性研究成果（21YJAZH063）
2021年度天津市教委教育工作重点调研课题阶段性研究成果（XJZL2302）

循证精神卫生与心理健康干预理论与实践

潘元青◎主编

梁海乾 王从辉 廖传景◎副主编

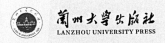

兰州大学出版社
LANZHOU UNIVERSITY PRESS

图书在版编目（ＣＩＰ）数据

循证精神卫生与心理健康干预理论与实践 / 潘元青
主编. -- 兰州 : 兰州大学出版社，2023.11
ISBN 978-7-311-06581-2

Ⅰ．①循… Ⅱ．①潘… Ⅲ．①精神卫生②心理健康
Ⅳ．①R749②R395.6

中国国家版本馆CIP数据核字(2023)第216894号

责任编辑　郝可伟
封面设计　Amber Design 琥珀视觉

书　　名　**循证精神卫生与心理健康干预理论与实践**
作　　者　潘元青　主编
出版发行　兰州大学出版社　（地址：兰州市天水南路222号　730000)
电　　话　0931-8912613(总编办公室)　0931-8617156(营销中心)
网　　址　http://press.lzu.edu.cn
电子信箱　press@lzu.edu.cn
印　　刷　西安日报社印务中心
开　　本　710 mm×1020 mm　1/16
印　　张　9.75(插页2)
字　　数　174千
版　　次　2023年11月第1版
印　　次　2023年11月第1次印刷
书　　号　ISBN 978-7-311-06581-2
定　　价　65.00元

前　言

　　随着全球社会经济的快速发展、人们生活压力的增大以及突发公共卫生事件的影响，全球精神心理问题日益凸显，精神与心理卫生疾病呈现多元化趋势，成人群体排名前三的依次是心境障碍、精神分裂症及相关障碍和成瘾障碍。1987—2022 年精神疾病领域共获批国家自然科学基金项目 1882 项，近 5年，心境障碍、焦虑障碍、儿童青少年精神障碍以及睡眠和节律障碍领域项目数量增长较为明显。目前我国精神与心理疾病领域研究正蓬勃发展，研究项目数量及类型稳步提升，形成了以"面青地"资助为主、重点重大项目引领、临床与基础相结合、人才和团队培养并重的新局面。在研究内容方面，形成了以遗传、神经生化、免疫、神经环路和影像等为主要研究方向，从微观基因分子到宏观神经网络、解剖与功能相结合的系统探索模式。随着我国"脑计划"的启动，抑郁症、孤独症、阿尔茨海默病等认知障碍相关重大疾病、儿童青少年脑智发育等方面研究必将取得重要进展。但总体而言，仍存在基础研究相对薄弱，病理机制不清，缺乏客观诊断及分型标准，缺乏对因治疗靶点，学科交叉不够，理论和技术方面创新不足。

　　循证医学的诞生在很大程度上是引导我们走出"医学实践仅仅是医学的问题"的孤立视角，其实证据本身具有巨大价值，是促进医学决策更客观的直接载体。近年来，循证科学快速发展的贡献有目共睹，在临床研究注册与伦理监管、研究报告撰写和发表规范、理想条件与真实世界研究、平均结果与个体化决策、国际标准的本土化证据生产评价和转化应用、绩效评估、循证方法学改良、国家基本药物目录循证调整、重要临床卫生规程循证决策、中医药循证研究的国际化示范等领域，以前所未有的速度发展，深刻影响着我国卫生政策、医疗实践、医疗保险、健康促进、医药科研、医学教育、新药开发等诸多领域，促进了我国以及全球卫生信息交换与资源共通，确保高质量的知证决策，为推动现行医疗健康系统发展做出了积极贡献。

精神卫生与心理健康临床实践研究近年来的论文发表数量正在快速增长，越来越多相同或相似的精神卫生与心理健康指南被制订和发表，这些指南在方法学质量和推荐意见等方面存在一定的差异甚至冲突，精神卫生与心理健康临床工作人员在使用指南的过程中面临诸多困惑。本书作者多年从事循证医学一线科研、实践和教育培训，针对当前存在的精神医学与心理卫生问题及未来的挑战，引入国际前沿的理念和方法，结合国内教学和实践的实际情况，力争编写一本实用性强、适教适学的方法学和前沿研究进展参考专著，以适应精神医学与心理卫生医疗卫生改革和医学教育与临床转化应用的需求。书中很多章节均以学科交叉、全球专业视野角度编写，希望带给读者更有用的知识、更直接的方法、更友好的界面。

守护精神与心理健康是全球的共同专业责任，需要扩大精神与心理卫生保健提供者在高校心理育人、社会公共卫生政策、社会整合治理、流行病学监控和心理干预策略等工作层面扩大视野。循证理论与方法应用将成为精神卫生与心理干预实践的必然趋势、连接研究证据与临床实践的桥梁，并可成为提高和保障精神与心理卫生医疗服务质量、降低医疗成本及改进医学教育的重要工具。回顾过去，中国的循证医学卓越先行者已为该学科发展、研究、服务社会打下坚实的基础，培养了我国第一批高级别的专业人才，编写了方法学和实践方面的专著。与此同时，循证科学在精神与心理卫生专业领域的教育传播需要不断克服来自传统观念、习惯行为带来的障碍，是循证精神医学教学和临床实践最具挑战的环节，同时亟待整个社会和专业领域对精神与心理健康问题再多了解一些，再重视一些，再努力做一些工作，尽最大努力共同努力提升精神与心理卫生健康状况。

过去10年，我国国家治理进行了社会心理服务体系的持续高质量建设，包括2013年精神卫生的立法、加大对精神卫生机构的重视和投入，目前全国34所高校已经成立精神卫生系，国家层面正在持续提升全社会精神心理服务能力，推动针对预防与干预人群的常态化、规范化的循证精神与心理分级干预与诊疗模式，在应对精神与心理健康风险、加强精神与心理卫生护理临床实践方面获得了长足发展。

特别感谢天津职业技术师范大学党委常委、副校长李富森提供了深入的行

前　言

业洞察和高校学生管理政策建议，对本书的专业框架和技术内容产生了深远的影响。特别感谢教育部、国家卫健委第三轮国家级规划教材评审委员会委员、国家卫健委医管中心咨询专家、世界卫生组织指南实施与知识转化合作中心主任、甘肃省循证医学与临床转化重点实验室主任、中国医师协会循证医学专业委员会副主任、《兰州大学学报·医学版》《图书与情报》和 *Systematic Reviews* 副主编、兰州大学博士研究生导师杨克虎教授，兰州大学博士研究生导师、中国科学院近代物理研究所博士后、兰州大学循证医学研究所副所长田金徽教授，南京理工大学循证社会科学与健康研究中心主任、中国儿童与老年健康证据转化平台负责人、国际 Campbell 协作网中国协作分中心负责人拜争刚教授和兰州大学公共卫生学院流行病与卫生统计学专业副教授申希平博士，他们对本书的循证科学进行了悉心指导和技术支持。

在本书出版之际，诚挚感谢并倡议工作在一线的精神与心理卫生保健提供者，倾力奉献全球精神与心理卫生社会福祉的同时，也要做好自我照护和疗愈康养，赤子之心功不唐捐，盖智者所图者远，道阻且长，行则将至。

潘元青

2023 年 10 月

目　录

第一章　循证精神医学与心理健康教育促进现况

一、循证医学的产生和发展

1990年，加拿大麦克马斯特大学的Guyatt教授提出了"科学医学"的新概念，这个概念是一种新的医学教育方法和思路，是基于临床流行病学卫生技术评估的方法与技能。此后，Guyatt教授提议将该方法与技能作为加拿大住院医师培训计划的必修课内容。他将流行病学的统计方法与临床决策相结合，提出了"临床流行病学"的概念，指出了公共卫生研究普遍存在缺乏研究证据的事实，提出了"把证据纳入流行病学和生物测定方法，将多中心、大样本、随机对照研究出来的结论应用于临床，其对临床的指导作用具有巨大的潜力和优势。循证医学是将循证证据应用于医学诊断和治疗过程，把改善目标人群的整体健康状况作为持续追求的目标"。

在加拿大医学协会杂志的一系列文章中，Guyatt教授引用了英国牛津大学循证医学中心Sackett教授等学者的观点，将"批判性评价"作为一种新的医学文献阅读方法，提出了"临床实践指南"的概念，临床医生都可以使用它来理解和引用特定的证据，并在《美国医学会杂志》上发表了一系列相关文章。循证医学逐渐成为现代临床医学诊治决策的科学研究方法，是在传承传统医学决策思维基础上的创新和拓展，改变了传统经验医学的工作和实践模式，现已成为医疗卫生保健、卫生经济学和卫生技术评估、药物治疗的重要思想指南和实践工具。近年来，循证医学的应用还扩展到循证医疗、循证护理、循证心理健康、循证教育、循证社会矫正和循证政策征询等领域。

二、循证医学的定义与特点

循证医学指的是临床医生面对具体的患者，在收集病史、体检及必要的试验和有关检查资料的基础上，应用医学的理论知识与临床技能，分析与找出患者的主要临床问题（病因、诊断、治疗、预后评价以及康复效果等），并进一步检索、评价当前最新的相关研究成果，取其最佳证据，结合患者的实际临床问题与临床医疗的具体环境，做出科学、适用的诊治决策，并在遵从患者意愿的条件下付诸实施，最后再分析与评价预后效果的过程。严格地讲，循证医学并非新鲜事物，凡是接受过正规系统医学教育的临床医生，都具备现代基础医学和临床医学等基本理论知识，他们对患者的诊治，也是从临床实际出发，根据患者的临床特征，结合自己掌握的理论知识和临床经验，充分利用有关常规及特异的实验室检查结果，做出相应的诊治决策。截至2023年8月，在亚马逊网上图书商城以"循证医学"为主题的教材和专著旺销3100余种，涉及临床医学本科/研究生教材、医学研究教辅与参考书、临床医学专科实践指南与操作规范，以及中医中药学、流行病与预防医学、症状诊断、卫生学等。此外，循证科学理念和方法学体系还向心理学、社会科学、政治与军事、法律、经济管理、外语学习、术语学、科学与自然、计算机、互联网与物联网等领域扩展。

近年来，循证医学快速发展的贡献有目共睹，在临床研究注册与伦理监管、研究数据和发表规范、理想条件与真实世界研究、平均结果与个体化决策、国际标准的本土化证据生产和应用、绩效评估、循证方法学改良、国家基本药物目录循证调整、重要临床卫生规程循证决策、中医药循证研究的国际化示范等领域，以前所未有的速度发展，深刻地影响着我国卫生政策、医疗实践、医疗保险、健康促进、医药科研、医学教育、新药开发等领域，促进了我国以及全球卫生信息交换与资源共通，从而确保高质量的知证决策，为推动更好的现行医疗健康系统发展做出了积极贡献。

循证医学的理念和基本方法在其他领域的应用日渐广泛之时，其在学科建设、人才培养、循证教育与管理、循证教育改革及评估、循证健康促进与循证实践指南领域的应用还相当有限。由于专科病种的差异、关键临床问题和学科成果转化等存在精准化趋势，循证方法学具有严谨兼具普适性特点，已成为卫生决策、医疗保健、科研教育和卫生技术准入的试金石，已成为中华医学会、中国医师协会等各级各类学会与专家委员会聚焦学术前沿与进展的核心内容，是医护继续医学教育，包括住院医师、中医住院医师、专科医师、全科医师规范化培训不可或缺的重要内容。循证理念深刻影响着医疗卫生领域的同时，正在向循证心理学、循证教育学、循证管理、循证矫正、循证工程学、循证社会学等数十个新兴学科领域积极迈进，表现出强大的学术生命力和应用前景。目前，各种临床环境都创建了循证医学模型，其一般步骤如下：

（一）生成基于循证理念的临床问题

生成临床问题是循证医学的第一步，也是最困难和最重要的一步。将提出的医学特定问题转化为可回答的循证问题，临床医生应该明确：识别问题并澄清临床主题、以问题为导向、以患者为中心、能够通过文献确定答案等各个方面。考虑到这些特征，建议尽可能应用"PICOS"原则和标准来建构循证医学的临床问题，其中"P"表示人口或患者，"I"表示干预或暴露，"C"表示结局指标，"S"表示研究设计。生成临床问题后，应验证问题的类别，以了解问题所需的信息类型。类别的验证有助于为文献检索确定适当的策略，并能够澄清不清晰的组成部分，确定要考虑研究设计的类别。常见的问题类别是诊断、预后、治疗和风险（因素）等几种类型。如果临床问题属于诊断范畴，则回答该问题的最佳研究设计不是随机对照试验，而是横断面研究或病例对照研究；如果临床问题属于预后类别，则回答队列研究的有效性；如果类别是干预治疗，通常需要随机对照研究或随机对照研究的系统文献综述。

（二）寻找最佳证据

证据应该是可获得的，从外部研究或从专家那里获得高质量以及最新的证据。常用国际文献调查数据库包括 MEDLINE、EMBASE、CENTRAL、LILACS、CINAHL、PsycINFO、Google 和 Web of Science 等。从 1966 年美国国家医学图书馆（NLM）开始，作为医学信息数据库最初代表的 MEDLINE，目前收录了约 4000 种国际期刊，MEDLINE 数据库包括免费的 PubMed 数据库，以及由具有特殊检索策略的 Ovid 和 WinSPIRS 付费数据库。

常用的循证医学指南库索引数据库包括：美国国立实践技术指南库（National Guideline Clearinghouse，NGC）、国际指南协作网（Guidelines International Network，GIN）、加拿大医学会临床实践指南文库（Canadian Medical Association：Clinical Practice Guideline，CMA Infobase）、苏格兰校际指南网络（Scottish Intercollegiate Guidelines Network，SIGN）、新西兰指南研究组（New Zealand Guidelines Group，NZGG）、美国临床和经济评论研究所（Institute for Clinical and Economic Review，ICER）、英国国家临床优化研究所数据库、UpToDate 临床顾问、BMJ Best Practice 数据库、安大略省注册护士协会在线数据库（Registered Nurses' Association of Ontario，RNAO）、密歇根大学图

书馆（UM-Library）、Cochrane Library 数据库、Embase 数据库、CINAHL 数据库、SinoMed 数据库等。

（三）批判性评价证据的有效性和有用性

对文献进行调查后，应选择合适的文献，并对文献的质量和有用性进行评价。通过评估研究的有效性、可靠性和临床重要性来评估研究的质量。一篇文献的证据水平由质量评价决定。通常，在文献发表质量的评分系统中，对每个评价项目进行评分并计算总分，评分标准的含义、结果取决于工具的类型。目前常用的循证评分系统有 Chalmers 量表、Jadad 量表、苏格兰校际指南网络（SIGN）开发的评估表、非随机研究偏倚风险评估工具（RoBANS）和 Cochrane 小组开发的文献偏倚风险工具。评价随机对照研究质量的方法学工具包括 Chalmers 量表、Jadad 量表、SIGN 开发的检查表和偏差风险工具。评价非随机对照研究质量的方法包括纽卡斯尔-渥太华量表、Deeks 标准、MINORS 标准和 RoBANS 标准。

证据水平是指在现有证据的基础上对干预效果置信度的界定，证据水平以各种其他术语表示，例如建议评估、制定和评估分级（Grading of Recommendations Assessment，Development and Evaluation，GRADE）的证据质量等级，美国预防服务工作组（US Preventive Services Task Force，USPSTF）的证据质量等级，美国医疗保健署的证据强度研究和质量等级（The Agency for Healthcare Research and Quality，AHRQ），以及 Cochrane 协作组的证据质量等级，同时还有许多其他因素有助于确定证据水平，如文献质量、证据数量、证据的一致性和证据的直接性。

（四）证据在临床实践中的应用

证据在临床实践中的应用，宏观地定义为如何正确获得循证医学证据，以解决从病史及体检中发现的问题。对于诊断问题，例如当考虑到患者临床病变的可能原因时，如何根据发生的可能性、严重性和可治疗性进行排队；对于诊断试验选择的问题，例如为了肯定或排除某一诊断，在考虑诊断试验精确性、正确性、可接受性、费用、安全性的基础上，如何选择诊断试验并解释其结果；对于预后问题，例如如何估计患者可能产生的临床过程及可能产生的并发症；对于治疗问题，例如如何选择对患者有充分益处而无害处的治疗手段，从效果及花费来决定是否值得采用；对于预防问题，例如如何通过确定和改变危险因素来降低疾病发生的机会，如何通过筛检早期诊断该病。找到最可能回答所提出的临床问题的答案，测定其结果的作用大小和精确性，并思考以下问题：如果研究报告中没有提到作用的大小，有无其他信息可供计算您感兴趣的结局？有统计学显著意义的结果是否也有临床意义？研究结果是否与您的问题和患者有关？能否在真实的世界中实施该研究？该研究结果有无价值？这些诊断或治疗措施对临床实践和患者的需求是否重要？评估应用该证据处理患者后的结果，证据是否高质量的证据，是否有临床意义，对患者的处理有无不同？患者是否同意临床医生的治疗建议和方案？

临床研究干预项目的结果暂时无法通过前瞻性研究来验证。一些即便已进行了随机对照临床试验的干预由于试验期有限，并存在依从性及副作用问题，仍不能确定其理想的干预策略。有些治疗方法虽然存在有效的随机对照临床试验资料，但在患病情况、期望寿命不同或经济背景不同的人群中应用这些治疗方法，可能会产生不同的经济效果。由于种种原因，临床实践卫生经济评价所需的资料并非都能从科学性及论证力较强的前瞻性研究中得到，往往要借助临床实践中的信息，其中以传统的临床决策最为常用，尤其是急性病或短期项目的决策。在具备分析所需的各种资料和数据的前提下进行决策分析，应考虑所用的临床循证证据具有一定的复杂性和重复性，为使其能较好地模拟临床事件和信息，临床干预决策必须尽可能简洁和易于医生理解。大多数临床决策是在处于难以确定用何种方案的情况下，在权衡了效益和风险后做出的选择。临床决策分析应包括所有重要的临床效益和风险。

（五）证据的临床医学效益

应用证据后，从证据的数量和质量的适当性、获取证据和结果的难度、患者的反应和依从程度、临床结果验证效果以及经验对临床医生的思想和技能所产生的变化等维度，在实际应用证据过程中将获得的反馈建立更新机制，以便其他人可以很好地执行该过程，并可以改进循证医学实施策略。

时至今日，循证医学迅速成为一个充满活力的知识和方法学领域，致力于使临床实践更加科学，以证据为基础从而实现更安全、更一致和更具成本效益的医疗行为，总结临床试验的证据，为初级和次级研究制定循证方法学路径和文献报告标准，为制订和更新临床实践指南建立国家和国际基础规则，开发用于教学的批判性评价资源，为实施和知识翻译建立循证知识库。自1996年建立循证医学概念以来，全球持续的专业工作热情和资金为循证医学带来了无数成就。1999年，英国胸科学会（British Thoracic Society，BTS）和苏格兰校际指南网络（Scottish Intercollegiate Guidelines Network，SIGN）共同制订了第一版英国哮喘指南，在2004年到2012年间该指南每年都有部分更新，最新版指南基于哮喘管理的最新事件证据，对成人（包括妊娠期妇女）、青少年以及儿童哮喘的管理提出推荐建议。该指南是通过共识制订的、基于随机试验和观察性研究的整合结果，其中引入了患者自我哮喘护理计划，直接促进了哮喘的规范化治疗处方增加和实际患者治疗受益，近10年来哮喘患者发病率和死亡率明显下降。其后，基于循证指南的建议，采用英国国家健康与护理卓越研究所关于预防术后静脉血栓栓塞的指南，显著减少了血栓栓塞并发症。

目前，循证医学已取得了诸多富有成效的进展，并提高了诊疗质量。然而，循证医学并没有解决它所要解决的所有诊疗问题（尤其是证据偏见和既得利益）。当代医疗保健复杂的经济、政治、技术和商业背景倾向，将基于证据的议程转向人口、流行病学统计以及医保风险，为实现这一议程，循证医学的许多利益相关者，包括患者、临床医生、教育工作者、证据的制作者和出版者、政策制定者、研究资助者和来自一系列学科的研究者正在共同努力。

三、循证心理治疗

循证心理治疗已被证明对广泛的精神和心理疾病有效，且具有明显的医疗成本效益。精神疾病在世界范围内普遍存在，其高疾病负担率以及与躯体疾病同时发生的比率正在逐步升高。精神疾病在世界范围内普遍存在的紧迫现况，并且与其他疾病负担的高比率协同，不仅对诊疗的规范性、复杂性提出了挑战，而且也对医疗资源的有效分配提出了挑战。因此，对精神疾病的循证药物和心理治疗干预的需求越来越受到人们的关注。

（一）循证心理治疗的优势

2005年，美国心理学会（American Psychological Association，APA）发表声明，制定了一项关于心理治疗的循证实践（Evidence Based Practice，EBP）政策。该政策强调通过应用实证支持的心理评估原则、个性化治疗、治疗关系和干预手段来提高心理治疗的有效性以及改善精神与心理公共卫生。最佳研究证据是指来自Meta分析、随机对照试验、有效性研究和过程研究的数据，以及从单个病例报告、系统病例研究、定性和民族志研究以及临床观察中获得的信息。这些研究必须考虑证据对特定病例的适用性，医疗卫生保健提供者以及专业研究人员将临床专业知识与相关研究证据相结合，以做出临床决策，实施治疗计划，与患者建立治疗联盟，并争取获得积极的诊疗、预后成果。该政策明确指出，任何心理治疗的有效性都受每个患者社会人口学特征的影响，例如患者个人的成长经历、人格功能状态、社会功能状态、改变或参与心理治疗的准备程度、社交支持程度以及家庭和社会文化因素等。

　　循证医学在心理健康教育和心理干预领域、学科发展方面都具有十分强烈的现实需求。目前我国的基于循证医学的研究还处于起步阶段，仍需不断提高重视程度。具体地说，循证实践可确保医疗卫生保健提供者严格评估可用证据，并将其应用于患者的具体诊疗方案。在证据得到评估和推荐后，医疗卫生保健提供者可以决定是否以及如何将其纳入循证医学临床实践。在循证心理干预与治疗的学科发展需求方面，学科交叉融合的一个明显好处是新的研究方法和技术的引入。例如，治疗心理学是聚焦于人类行为的普遍规律、以有效的方式服务于人的心理调适整合与精神健康的一种实践心理学，该学科的本质属性决定了其主要的方法学手段集中于质性研究、理论研究和比较研究，而循证理念的发展将实证研究、实验研究、系统评价以及元分析研究等方法融入其中。尽管越来越多的研究人员开始使用自然科学研究的方法来探究精神医学领域的问题，但这些方法的普及率在心理治疗学领域仍然不高、亟待推广。目前在心理健康教育与干预领域，诸多学者已经取得了基于循证方法令人欣喜的心理干预相关研究成果。循证医学的方法学极大地提高了心理健康研究大数据的加工和技术性分层评估，有助于促进高质量心理治疗与干预二次数据的有效性分析，正在不断提升心理治疗领域基础研究的最大价值。

（二）循证心理治疗的挑战

　　意识到循证心理治疗有许多优势的同时，也必须考虑到一些现有的挑战。首先，鉴于随机对照治疗结果研究的条件和特征与真实世界临床实践的条件和特征存在显著差异，因此对研究结果的普遍性提出了疑问。循证方法学研究者普遍认为，从心理治疗的临床相关研究中得到的积极证据应该建立在精神与心理卫生研究系统性回顾、合理的效应值、统计和临床显著性以及大量支持性研究结果的基础上。心理干预方法研究结果的可信度高低是基于对随机临床试验进行系统回顾的临床观察，在此过程中同时了解到现有文献的缺陷和局限性，以及精神与心理治疗方法对特殊个案的适用性。公共卫生、流行病学、精神与心理卫生学、人类发展、社会关系和神经与认知科学等领域的研究，也为精神与心理干预政策和实践提供了证据基础。

当人们为自己或亲友寻求心理治疗时，除了心理治疗的医院级别、费用等因素外，心理治疗人员所采取的治疗方式、治疗具体信息也很重要。患者及家属需要知道并不是所有的治疗方法都可以有效解决精神与心理障碍，不是所有的治疗方式都有科研证据的支持。鉴于证据是基于多个主题的综合，对个体因素的影响和对患者健康影响的关注有限，因此循证心理治疗也难做到同质性地应用于每个患者。

其次，常用心理治疗和循证实践过程之间存在许多显著差异。例如，循证实践倾向专注于改善症状，而许多人寻求心理治疗以更有效地应对生活中的挑战，并在生活中拥有更大的社会功能意义。

专业人员必须及时获取信息以做出最佳决策，这是具有挑战性的，但从整体上来说，循证心理健康教育与干预在获证、制证、用证这些研究过程上仍有较为明显的短板。从事循证心理治疗领域的研究人员需要多种能力，如掌握统计学、数据分析、数据挖掘等实用技术，需对循证方法学理论和心理学实验方法有一定的了解。当前高校教育机制和方案培养的具备上述整合能力的人才屈指可数，且大多研究人员还在循证医学方法学的起步阶段，人才的能力储备有限。

第三，从从业者的角度来看，专门使用循证心理治疗可能会给继续教育和培训带来负担。使用循证心理治疗的临床医生必须保持不断学习有关专业的最新知识，了解有关最新证据，这当然需要大量专项方法学培训时间的付出。循证的方法学在心理治疗与干预领域的推广，需要一个致力于培训专业人员的支持组织和系统培训方案，以及一个有效地支持专业人员获得循证心理治疗实践能力的教育制度。在此前提下，不仅要让专业人员掌握循证医学和心理学的交叉研究方法和理念，更要让专业人员把握循证的核心研究方法从而产生规范的研究成果。

四、大学生精神与心理健康教育促进研究现况

大学生是决定一个国家社会发展、经济增长的关键人群，大学生心理困扰和精神健康问题的高发率和日益增加的流行病学趋势，在诊疗层面已引起全球专业医学干预的关注。世界卫生组织（World Health Organization，WHO）2022年开展的跨国研究表明，在过去的12个月中，约有三分之一的大学生经历过心理健康问题，并且有强烈迹象表明，青少年和高中学生的患病率也急剧上升。

过去十年，进入高等教育阶段的大学生是个人和学业压力增加的高峰时期，大学生也因其年龄和社会发展适应而成为高危人群，因为大多数终生精神障碍在25岁之前发病。因此，对既往具有心理创伤、心理与精神弱势的学生来说，与大学的生活衔接和学业发展相遇会导致心理健康问题或恶化已经存在的心理健康问题。直到最近，大学生还很少被关注识别作为精神障碍人群，鉴于大学时期是许多常见精神障碍发病的高峰期，尤其是情绪、焦虑和成瘾障碍，流行病学研究一致发现大学生中这些疾病的患病率很高，这种高患病率不仅因为它在人生重大转变时造成的痛苦而具有重要意义，还因为它与学业竞争密切有关。

中国普通人群抑郁症（加权）患病率为3.6%，大学生患抑郁症的比率明显高于一般人群，也高于非大学同龄人。对欧洲大学和学院学生的调查表明，大学生中度至重度心理健康问题的患病率高达30%。然而，现有研究的结果也表明，这部分罹患心理疾病的学生不愿意寻求专业心理帮助，而且许多人没有得到足够的规范治疗，这部分群体更喜欢单独或通过亲密朋友和亲戚的支持来应对心理健康问题的挑战。此外，许多学生在寻求帮助时遇到了很大的障碍，包括害怕被污名化、对服务缺乏信任和成本高昂。

在大学生活与学业后期，具有潜在风险的大学生精神与心理疾病的发生率更高，特别是外在性障碍（例如，物质使用障碍）和严重的精神疾病（例如，双相情感障碍、思维障碍）。事实上，物质使用障碍、双相情感障碍和思维障碍通常出现在20多岁的早期到中期，而典型的大学生活方式如睡眠不规律、人际关系压力增加、电子产品成瘾可能会增加疾病发作的风险。

以抑郁症为例，抑郁症（重度抑郁症或临床抑郁症）是全球精神与心理谱系疾病致残的主要原因之一，是影响全球3亿多人最普遍的精神健康障碍之一。大学生的抑郁症会对其心理和身体健康产生负面影响，例如睡眠障碍、自残和自杀念头、智能手机成瘾，以及大量间歇性饮酒。此外，大学生抑郁症是自杀的主要危险因素。

对抑郁症患者的消极态度和信念（污名化）很常见。例如，中国的一项基于社区的样本研究表明，53.0%的参与者报告了个人精神与心理疾病耻辱感，83.4%的参与者报告了感知到的耻辱感。日本的一项调查报告称，30.7%的参与者认为性格软弱会导致抑郁。

大学生抑郁症患者经常被贴上"危险"的标签。卡塔尔大学生样本报告称，超过60%的学生认为患有精神疾病的人是危险的。一项系统回顾和Meta分析报告称，印度 1/3 的年轻人对有心理健康问题的人表现出 "危险" 和其他负面态度。一项研究比较了美国和越南两国大学生对心理健康的看法，发现更多的越南大学生倾向于认为精神疾病患者危险。在这项研究中，61.8% 的医学生和 60.2% 的非医学生持有这种观点。对湖南省六家综合医院的 1123 名非精神卫生专业人员的研究表明，超过 70% 的大学生认为抑郁症患者是危险的和耻辱的。此外，还有研究表明，这种耻辱感在精神卫生专业人员中甚至普遍存在。除了对抑郁症患者存在偏见的认知之外，当前的研究还发现，罹患抑郁症的大学生群体感知到的来自他人和环境耻辱感普遍高于个人的内源性病耻感。对来自澳大利亚和美国等不同国家的大学生的其他研究也报告了类似的趋势。

大学生正处于与家庭分离、发展新的社会关系、增加自主性和责任感、产生更多的自我意识和控制力的关键发展时期。此外，受过良好教育的大学生是国家科学、技术和经济建设发展的重要资源。他们对抑郁症的态度和看法可能会对他们自己和整个社会产生深远而长期的影响。一项研究发现，抑郁的大学生对来自同学、老师和照顾者的污名更敏感。在污名化的负面影响下，他们可能会担心他们的抑郁症容易通过心理健康服务的利用而暴露出来。此外，大学生对心理健康治疗的污名化程度更高，只有少数抑郁的年轻学生寻求专业帮助进行治疗。然而，他们越害怕污名（感知到的公共污名和个人污名），他们就越不愿意主动寻求专业帮助，他们的抑郁症就越严重，从而形成恶性循环。污名也被认为是公众获得客观认识的障碍，作为对抑郁大学生的理性态度，加速了这种恶性循环的形成。

大学生的心理问题表现出复杂的相互作用趋势，慢性疼痛常常作为抑郁、焦虑、睡眠障碍、疲劳涣散、认知迟钝、社会适应困难和社会关系困难等症状的主诉，这些症状往往引起身心/大脑联合交互损伤引发的共病情况，被称为慢性创伤谱反应，通常包括：心理和情绪困扰（即抑郁、焦虑）；认知障碍（例如记忆力、注意力降低）；器质性慢性疼痛；滥用药物以及躯体功能障碍。

及时、有效的治疗固然重要，但这些障碍需要治疗的学生人数远远超过大多数咨询中心的资源，导致大学生心理障碍治疗需求大量未得到满足。即将到来的成年期包括大学时期代表了跨越青春期和青年期生命阶段的独特发展时期。虽然新兴成年期（18～29 岁）与这些早期和晚期有许多共同特征，但它的定义是从父母那里获得更多的自主权（例如离开家）、社会角色的显著转变以及关系不稳定。

与青少年相反，大学生已达到性成熟，并经常寻求一系列教育和职业机会（例如，高等教育、全职工作、教育与工作相结合）。然而，与成年人相比，大学生还没有建立稳定的生活结构（例如，长期的恋爱关系、稳定的工作）。Sussman 和 Arnett 两位学者从五个维度将大学生新兴成年期与其他生命阶段区分开来：身份探索、介于两者之间的感觉、娱乐可能性、自我关注和不稳定。虽然这些维度在大学生中是发育适应性的，但每个维度都具有潜在的心理健康影响。例如，虽然身份探索在发展上是合适的，但学生可以重塑自我挑战，特别是恋爱状态（包括性取向）、同龄人群体适应、课程选择（即专业、专注）和职业选择的变化。这种不稳定可能会导致社会支持减少和压力增加，而这些都是已知的精神障碍的潜在诱因。因此，尽管无疑与其他生命阶段有重叠，但大学时期代表了一个独特的时期，在这个时期，迫切需要改进对衰弱性心理障碍和典型精神障碍的早期识别和治疗。

五、高等学校精神与心理卫生循证医学研究的意义

(一) 高校循证精神与心理卫生相关研究现况

高校提供了一个独特的环境来解决大学生的心理健康问题，并在这些问题变得严重并导致长期问题之前对其进行妥善的处理。挪威大学和学院的所有学生都属于学生福利组织，该组织提供各种服务，包括咨询和医疗保健服务、体育等。会员资格对所有学生都是强制性的。根据校方规定，组织有义务确保学生能够获得在特定学习背景下所需的所有类型的精神卫生福利服务，这意味着有效地补充了当地公共和私人精神卫生服务的不足，而不是提供全面的医疗保健服务。更具体地说，为了确保学生在不高危的精神与心理等健康问题（例如轻度至中度精神困扰、性传播疾病检测）的情况下，可以轻松获得低门槛和免费或补贴的服务或避孕药处方，这种可用性和提供低门槛服务的服务，可能为学生福利组织创造机会，以其他机构无法比拟的方式接触大学生，并部分克服了大学生在寻求专业帮助的一些障碍，获得例如害怕耻辱感、经济拮据、缺乏有关可用帮助和心理健康服务的信息。和最依赖这些服务的学生相比，那些经历过最严重心理障碍精神症状学生的心理满意度，低于经常使用这些精神与心理卫生服务的学生，可能的解释包括犹豫不定的就诊意愿、未满足的治疗需求以及精神状况本身，例如，中度以上抑郁症患者通常精力不足、动力不足，对治疗和未来结果持悲观态度等情况。

确定大学生进行现有精神障碍药物治疗以外的外部获益，或在精神障碍高风险时期进行预防干预，基于互联网的认知行为疗法，已被证明具有与面对面认知行为疗法相同的效果。值得注意的是，团体治疗通常被证明是有效的，可能对大学生尤其有益。学生熟悉团体小组情况，包括他们的社交生活、生活安排和学术小组学习和考试。团体治疗不仅有助于改善患有精神障碍或精神病理学的学生状态，而且有助于提高他们的自主性、社交、自尊和人际交往等一般能力。正念减压干预方法也被广泛引入校园，使正念团体规范化、易于加入正念减压团体招募活动。如果这些精神与心理卫生在高校的系统干预成功，会不同程度地减少患病大学生群体的孤立感和绝望感，进而可能预防抑郁症相关的精神与心理疾病。

从具体实施的角度看，高校循证精神与心理卫生相关研究的重要性主要涉及两个方面：一是从事心理健康教育的教师队伍素质要均衡，只有教育者的素质均衡，才能均衡地实施心理健康教育；二是所有学生获得优质服务的机会要均衡，不同年龄、性别、民族、家庭、社会阶层、学校、地域的学生，均有同等机会获得优质的心理健康教育。

心理健康教育的循证实践，尤其是教育者与教育对象的循证实践，恰好是实现教育者素质均衡与学生获得优质服务机会均衡的重要途径。一方面，教育者遵循科学研究证据进行教育，极大地打破了个人经验在教育过程中的主宰地位（即所谓的"去专家化"），将过去主观性、经验性较强的心理健康教育变得更为客观、具体与可操作，低年资的教育者有可能与高年资教育者一样"均衡"地进行最有效的心理健康教育。因此，这要求教育者能够树立尊重科学的态度，具有科学地提出问题、正确地检索证据与解决问题的能力，教育者有着同等机会获得相应的研究证据及技能培训，从而熟练地进行教育循证实践。

（二）高校循证精神与心理卫生相关研究意义

随着疾病谱的改变和医学技术的快速发展，医疗卫生保健提供者和管理决策者对精神卫生和心理健康干预方案的有效性、安全性和治疗的实施过程规范性的评估业已迈入一个新的历史进程，不同类型的精神卫生和心理健康干预研究设计、多元证据被更多地纳入卫生治理体系中。比如，部分中外文数据库收录精神卫生和心理健康干预科技论文的标准为是否引证循证实践指南，基于同质性心理障碍的干预，循证指南的学术利用度如何等。循证在部分中外文数据库收录有关精神卫生和心理健康干预论文的应用，催生精神卫生和心理健康干预新的研究范式的产生。其中，高质量的证据作为部分中外文数据库收录精神卫生和心理健康干预研究的核心要素，正在经历由基于传统抽样调查而获得的结构化数据向海量、异质、非结构化的大数据深刻转型的进程之中。

现有的精神卫生与心理健康干预的研究证据，并不会被顺其自然地纳入医疗卫生保健实践服务的日常工作，已知的证据在医疗保健环境中的应用差强人意。近20年，我国临床实践指南的数量快速增长，质量也在稳步提升，但相较于国际组织或机构所制订的指南仍存在一定差距。近年来，心理问题干预研究论文数量呈逐年激增的趋势，但缺乏标准化、灵活性、明晰性、多学科性、及时更新以及全过程透明的循证实践指南的规范控制，这种研究与实践现况将极大地影响相关从业者的工作质量。

心理健康促进专业从业人员是否在大数据背景下清洗冗余信息？感知官方科技情报，是否挖掘最新相关循证指南方案有效知识，进行高质量工作路径制定？是否实施可靠学术跟踪、具备循证心理干预指南利用度需求导向、问题导向和目标导向特征？基于上述问题，本书将对部分中英文数据库发表的精神卫生与心理干预研究基于CiteSpace软件进行梳理、分析和呈现，讨论国内外精神卫生与心理干预研究循证指南的热点研究趋势，从而为相关领域的研究发展提供参考。

（本章作者：潘元青）

第二章　循证医学与文献计量学研究方法

一、循证医学研究方法

（一）循证医学方法学的历史渊源

就循证医学的实质而言，它是一门实践科学，总是随着自然科学和临床科学的发展，以及医疗卫生工作保健者认识的深化而不断发展和丰富的。因此，尤其是临床医生要使临床工作的质量有效提升，就必须不断地更新自己的知识，建立查阅证据和循证指南的学习意识，掌握和应用循证方法学理论和技能以促进自己的临床实践。

当前，在全球范围内已有生物医学杂志 25000 余种，每年发表的论文达200 余万篇，如此浩瀚的文献，任何人要想都去全部阅读，是不现实的。《英国医学杂志》(*British Medical Journal*，BMJ) 出版的临床证据 (Clinical Evidence) 专辑 12 期中，提供的数十种其他顶级医学杂志发表的质量较高的治疗性医学文献 (证据) 2329 篇，经过循证医学的系统评价和证据系统推荐，其真正有益的证据仅仅占 15%；可能无效或有害者近 4%，介于有益和有害之间者为 7%，可能有益者近 21%，无益者近 5%，而 48% 的结果却不清楚是否有效。

循证医学实践的目标和功能体现在两个维度。第一，针对问题，查证、用证，这也是各个专业医学教育的主要要求，也是国际医学教育专门委员会 (Institute for International Medical Education，IIME) 对全球医学教育的最低基本要求 (Global Minimum Essential Requirement，GMER) 之一。第二，针对医疗保健卫生问题，创证、用证，这也是循证医学研究生教育的主要要求，也是循证医学学科中最具挑战的内容之一，力求遵从需求驱动、方法支撑、质量保障、及时转化、后效评价、持续改进和止于至善的原则。循证医学是助力临床医生诊治疾病的一个临床实践过程，也是变革传统医疗诊治决策方式的开始，理性认识患者所患疾病的本质，寻找最佳证据，应用最佳证据联系患者的实际，并卓有成效地解决患者的卫生保健需求问题，期望取得最佳临床效果的过程。因此，循证医学也可以看作是卫生保健提供者从事临床医疗实践的行为科学。

1992年，Gordon Guyatt 等在《美国医学会杂志》(*Journal of the American Medical Association*，JAMA) 上发表第一篇循证医学文章，标志着循证医学的正式诞生。其目的是以临床流行病学为学术基础，将最新最佳的研究成果应用于临床实践，促进临床决策的科学化，提高医疗质量。短短23年，循证医学以其独特的视角，科学的方法和跨学科、跨地域合作的创新模式，迅速传播到150多个国家和地区的卫生领域和医学教育各个方面，成为20世纪医学领域最具影响力的创新之一。

Cochrane Collaboration 是一个独立、非营利的非政府组织，由艾恩·查默斯爵士于1993年成立。当时英国著名的内科医师及流行病学专家 Archie Cochrane 呼吁，对医疗领域中的所有相关随机对照试验进行系统性文献回顾，并随时更新资讯。考虑到他对流行病学发展的伟大贡献，Cochrane Collaboration 以他的名字命名，来表达对他的敬意。发展至今，该组织已由超过37000名志愿者组成，分布国家超过170个。科克伦图书馆 (Cochrane Library) 由国际 Cochrane Collaboration (Cochrane 协作网) 研制开发，Cochrane Library 包含三个高质量数据库：Cochrane 系统评价数据库 (Cochrane Database of Systematic Review，CDSR)、Cochrane 临床对照试验中心注册 (Cochrane Central Register of Controlled Trials，CENTRAL) 数据库和 Cochrane 临床解答 (Cochrane Clinical Answers，CCA) 数据库。

目前 Cochrane 系统评价数据库 (CDSR) 已收录6000余篇系统评价全文，并不断更新。CDSR 已成为世界卫生组织 (WHO) 和各国循证决策与实践的源证据库，是推动循证医学学科发展非常重要的新模式、新平台和新示范。随着循证医学证据分级系统的不断发展，2000年，循证医学的创始人 Gordon Guyatt 教授与其他循证医学专家创建了"推荐分级的评估、制定与评价" (Grades of Recommendations Assessment，Development and Evaluation，GRADE) 工作组，力图通过临床指南，实现将循证医学证据从研究到实践的转化。至今，全球已建成7个 GRADE 分中心。

自1992年加拿大麦克马斯特大学将循证医学引入医学教育至今，循证医学教育已引起全世界的广泛关注。迄今为止，美国2%以上的大学开设了循证医学课程，目前Gordon Guyatt教授正在带领一个循证医学工作组努力将循证医学问题引入美国医师执照考试。巴西为本科生、护士、临床和社区医务人员开设了循证医学培训课程，培养循证医学硕士、博士，从事高层研究、教学和管理。澳大利亚已将循证医学作为临床医学的基础学科之一，已纳入医学生必修课程。目前，欧洲医学教育协会专门创办了最佳证据医学教育协作网（The Best Evidence Medical Education，BEME Collaboration），为以证据为基础的医学教育改革提供最佳证据资源。最佳证据医学教育正成为医学教育决策和管理的新趋势。在欧洲，意大利、英国、荷兰等国家也已对全科医师进行循证医学培训。

（二）循证医学在中国的传播与发展

1995年9月，四川大学华西医院（原华西医科大学附属第一医院）神经内科刘鸣在牛津大学参加David Sackett教授主办的英国首届循证医学培训班，并于1996年在爱丁堡大学神经内科和Cochrane卒中组学习和实践循证医学研究方法。期间，刘鸣向Cochrane中心创始人Iain Chalmers博士提出建立中国Cochrane中心的想法，得到Iain Chalmers的热情支持。同年，卫生部代表团访问Cochrane中心，Iain Chalmers建议中国政府成立中国的Cochrane中心。1997年7月，中国卫生部科教司正式下文批准在原华西医科大学筹建中国循证医学/Cochrane中心。1999年3月，Cochrane中心批准中国Cochrane中心正式注册为其第13个国家中心，成为继巴西、南非后第三个发展中国家中心。随后学术界正式提出"循证科学"，明确指出循证医学是一门科学、快速处理海量信息、合成复杂问题、综合干预证据的方法学，可向更广泛的学科领域拓展，为决策者们生产、评价和转化更多、更高质量的证据。

循证医学作为指导临床医生从事临床科学研究和临床实践、解决临床问题的一种新思维和新方法，日益受到临床医学界的广泛重视。我国于1997年在成都成立了中国循证医学中心，该中心于2000年在全国率先对7年制医学本科生开设了循证医学讲座，2002年首次对医学研究生开设了循证医学讲座。为了适应不同专业和不同层次学生的不同需要，从2000年开始，教育部陆续对5年制本科生，包括临床医学、口腔医学、妇幼医学、医学检验、高护等专业在原有临床流行病学课程内容中增加了2学时的循证医学课程。为使医学生在刚一踏入校门就能树立科学的医学观，从2001年在给医学新生开设的"医学导论"课程中，增加了 2 学时的循证医学内容。为了加强本科生的科研能力，从 1994 年到 1997 年，教育部逐步在本科生毕业班的预防医学实践中，开设了临床科研方法实践，即通过 4 周完成从查找文献、写综述、资料的收集、资料分析、总结到最后的论文撰写全程培训。从 1999 年开始，四川大学部分临床医学本科生（5 年制、7 年制），以自愿方式，开展医学生临床科研课外实践活动，学生利用课余和假期以自学为主，辅以导师指导，通过 Cochrane 协作网，自己选题、注册，并在 Cochrane 图书馆上发表计划书和系统评价。

2001 年四川大学主编了我国第一部《循证医学》、第一部《循证口腔医学》。《循证医学》（第 1 版）成为普通高等教育规划教材；《循证医学》（第 2 版）成为普通高等教育"十一五"国家级规划教材；《循证医学》（第 3 版）成为普通高等教育"十二五"普通高等教育本科国家级规划教材；专科医生核心能力提升导引丛书与《循证医学》（第 4 版）成为普通高等教育"十三五"普通高等教育本科国家级规划教材。教材受众涵盖本科生、研究生。教育部牵头陆续开设了"循证医学"师资培训班，为循证医学在我国高等医学院校开展和普及培养了大批骨干教师。为不断提高教师的素质和教学水平，2005—2006 年先后邀请国际一流循证医学专家进行高级别的学术报告和交流。2006 年春，教育部正式开始对临床医学 7 年制学生开设循证医学课程作为专业基础课程，该课程还被引入研究生教育、医生继续教育、住院医生培训、在职进修培训、临床医师床旁培训以及医学杂志编辑人员培训中，共同构成我国循证医学系列课程、教材、教学法和师资培训系统工程，立体推进。

经过十多年的实践，不断地丰富、发展、完善与提高，循证医学在培养医学生及医务人员的科研素质及规范其临床医疗实践行为方面起了十分重要的作用。目前，我国循证医学教育的重心在循证医学教育理论的阐述、推广、普及和尝试建构循证医学教育的基础框架。现有的医学教育现况提示，医学知识的半衰期约为 5 年，每年知识更新速度达 10%，针对中国医学院校的医学生及临床一线医护人员对卫生技术评估、临床流行病学、卫生经济学和循证医学教育培训不够、循证意识不足的紧迫现实，亟须为循证医学教育确立整合卫生技术评估、临床流行病学和 Cochrane 平台优势集约创新发展的理念，采用学科、平台、梯队、知识传播一体化建设的创新教育发展模式。该理念的提出促进了循证医学教育模式的多维转化，主要包括循证决策、循证病房、循证护理、循证医疗管理、循证医学教育和继续教育、循证科研选题、循证上市药物评价、循证卫生管理等方面的内容，其主要任务为传播循证医学思想，倡导并全面推广循证医学理念，促进有限卫生资源的高效使用，培训循证医学师资及骨干人才，参与相关专题的 Cochrane Review Groups（CRG），生产系统评价并组织开展高质量的临床研究和教育培训。

循证医学的理念和基本方法在其他领域的应用日渐广泛时，其在临床医学领域的应用还相当有限，尤其在我国，知晓度还不高，运用者还很少，运用证据的研究更鲜见。医学是关乎人类健康和繁衍的复杂科学，循证医学被赋予提高医疗卫生事业服务效能的深切厚望。日前，循证医学教育部网上合作研究中心与中国循证医学中心 15 个分中心和筹备分中心，正在加大贯彻执行教育部和卫健委在研究生、本科教育中开设循证医学课程和在医务人员中进行循证医学继续教育的力度，尽快在各分中心和地区实践中心所属院校开设临床科研设计和循证医学课程，加强和深化循证医学理念和方法学的推广和研究。只有充分认识循证医学教育对塑造高素质临床医学人才的重要性，加快师资队伍建设，造就一批循证医学的教育家和方法学家，方能造就大批高素质临床医学人才，并成为其他学科领域的科学理念和方法学的不竭源泉。

（三）循证医学实践概述

基于流行病学（Epidemiology）的循证医学实践，是转化医学的自然发展和延伸，整合基础医学、临床医学、社会科学及管理学，其目的是优化医护及预防措施。简言之，循证医学实践就是将合适的生物医学研究成果转换为药物、医疗装置或疾病防治措施等，使之服务于人类健康的科学实践。循证医学的迅速崛起及其对临床医学发展所起的巨大作用，促使我们必须对现行医学教育方式进行反思。美国研究生医学教育认证委员会已将循证医学训练纳入了教学计划之中。在 95% 的内科教学、73% 的家庭及全科医生教学、100% 的物理和康复医学以及 91% 的精神病学的研究生教学中，已开设了"严格评价"或"杂志俱乐部"的课程。循证医学的主要教学内容包括概论、文献严格评价、证据检索、临床问题构建、临床决策、系统评价、循证医学中的生物统计学原理、临床流行病学原则、临床研究设计和研究技能改进以及临床指南评价等，教学方式以小组讨论为主。国外已有循证医学的硕士和博士学位计划，如哥本哈根大学的循证医学博士学位要求研究生以第一作者在国际上发表 3 篇科学论文，其中 1 篇为循证医学方法学研究。澳大利亚已将循证医学作为临床医学的基础学科之一，已纳入医学生必修课程。欧洲医学教育协会已创办了最佳证据医学教育协作网（Best Evidence Medical Education Collaboration，BEME），为以证据为基础的医学教育改革提供最佳证据资源。目前，最佳证据医学教育正成为医学教育决策和管理的新趋势，在欧洲，意大利、英国、荷兰等国家也已对全科医师进行循证医学培训。

循证医学遵循的四个原则基于问题的研究从实际问题出发，将问题具体化为可以回答的科学问题，以防治性研究为例按PICOS要素将问题拆分为：

P（Population/Patients/Participants）：研究对象的类型、特征、所患疾病类型等；

I（Intervention）：干预措施；

C（Comparison）：对照措施；

O（Outcomes）：结局指标；

S（Study Design）：研究设计方案。

值得注意的是PICOS要素在不同的研究问题（如观察性研究、公共卫生研究、卫生管理研究等）中，遵循证据的决策研究路径是不同的。科学证据永远是科学决策的重要依据，但证据本身并不等于决策。循证决策是一个复杂的过程，往往受证据本身、决策环境、资源、决策者和用户偏好等多因素影响，关注实践的结果和关注用当前最佳证据指导实践的结果，将解决的问题上升为证据，对未解决的问题继续探索，后效评价、止于至善是循证医学的学术灵魂，对于实践的结果应进行后效评价，去伪存真，去粗取精，追求成本效果最佳。

（四）循证医学实践的基本思路

循证医学实践是一个不断提出问题、寻找方法、最后解决问题的过程。对一个患者实践循证医学的第一步就是找出临床问题，构建一个重要回答的问题。能否找准患者急需解决的问题，对于循证医学的临床实践至关重要。循证医学的实施步骤简言之包括三个方面：首先是找什么证据（如何提出临床问题）；第二步是如何发现证据（如何决定所要寻找的资料来源及如何有效地使用它们）；第三步是用这些证据做什么（如何迅速测定已找到证据的可靠性、正确性和可应用性，以及如何用于解决临床问题）。具体来讲包括5个步骤，确定一个需要回答的问题将在诊断、治疗、预防、预后、病因各方面的临床情况转换为一个可以回答的问题形式（PICOS）。实践循证医学的主体是临床医生，通过医生去实施对患者的任何处理和对疾病的诊治。最佳的临床研究证据是指对临床研究的文献，应用临床流行病学的原则和方法以及有关质量评价的标准，经过认真分析与评价获得的新近、真实、可靠且有临床重要应用价值的研究成果（或证据），应用这些成果指导临床医疗实践，以取得更好的临床效果。当前，经过专家严格筛选和评价的最佳、最新的证据，国际上主要有四大来源：美国《内科学年鉴》杂志正刊及其附刊（*Annals of Internal Medicine*）收录的随机对照试验原始研究、系统评价和临床实践指南，主要提供临床科研最佳研究成果的二次摘要并加以专家简评；《英国循证医学杂志》（*BMJ Evidence-Based Medicine*）收录的临床医学研究的最佳证据，为二次研究系统评价和专家共识，主要提供当前有关临床随机对照治疗性研究证据；美国内科学会和英国医学杂志联合主编的最佳研究证据集（Clinical Evidence：A Compendium of the Best Available Evidence for Effective Health Care），每年出版两集的综合性资料，所收集的资料涉及临床有关学科和对人类健康危害程度较重疾病的最新研究成果，这些专业资源对指导循证医学的临床实践有十分重要的应用价值。

临床流行病学的基本理论和临床研究的方法学是实践循证医学的学术基础，因为要想去筛选最佳的证据，必然要看其研究的设计是否科学、合理；要严格地评价文献的质量，就必须掌握严格评价的学术标准；要分析医学文献所报道的研究结果的真实性，就必须分析在研究中和文献里是否存在偏倚（Bias）和混杂因素（Confounder），如果存在及其可被接受的程度；要想评价医学文献的临床重要意义，也必然会涉及定量测试这个终点指标的意义。临床医护人员通过循证实践（Evidence Based Practice，EBP）这一清晰易懂的过程找到最佳实践方式，并决定是否付诸实施以及如果实施具体的实施方式。参与EBP的临床工作者基于可获取的最佳证据做出决定，为患者提供最优质、最有效的卫生保健。大众对医疗及护理需求的急速增长是促进EBP的关键因素。EBP不仅帮助医生制定决策，还被用来应对患者医疗需求精准化增长所带来的种种挑战。面对大众对医疗及护理的急速增长，医疗机构首先要进行医疗行为的主动变革，赋予卫生保健提供者、管理者和患者优先资源和政策支持，使EBP的研究成果尽快转化应用，并在每日的医疗服务中得到有效应用。

例证

以蒙脱石散治疗儿童急性腹泻为例，1992年，关于蒙脱石散治疗儿童急性腹泻的双盲对照试验提示，蒙脱石散具有减少腹泻时间和频率的作用，该篇随机对照试验的研究背景是1992年世界卫生组织（WHO）推荐治疗腹泻的口服补液盐（Oral Rehydration Salt，ORS）并不能减少腹泻的频率、次数和腹泻量，但该研究缺乏低渗口服补液盐的关键对照组，只做了蒙脱石散和空白组的对照比较，蒙脱石散相对于ORS的优越性并没有体现出来。

2009年和2015年，Meta分析和平行双盲实验的结果均显示蒙脱石散能减少腹泻的时间，但却不能减少腹泻量。2009年中华儿科杂志出版的《儿童腹泻病诊断治疗原则的专家共识》在"其他疗法中"提到了蒙脱石散治疗急性腹泻的温和作用。2013年，世界卫生组织发表了世界胃肠病学组织全球指南《成人和儿童急性腹泻：全球观点》，再次强调了口服补液盐（ORS）治疗腹泻的重要作用，同时指出白陶土-果胶、活性炭等吸附剂在急性腹泻中的有效性证据尚不充分，未被推荐使用。2015年发表的《欧洲儿童急性胃肠炎处理循证指南》（2014年版）推荐蒙脱石可用于急性胃肠炎的治疗（Ⅱ，B）（弱推荐，中等质量证据），其他吸附剂（如高岭土、铝镁土、活性炭）均不予推荐（Ⅲ，C）（极低质量证据）。2016年中华医学会儿科学分会消化学组发表的《中国儿童急性感染性腹泻病临床实践指南》证据评定，蒙脱石治疗儿童急性水样腹泻可以缩短腹泻病程，减少腹泻排便次数和量，提高治愈率（A级）。

蒙脱石治疗儿童急性腹泻在欧洲（2014）的证据级别是B类，在中国（2016年）被推荐为A类，是否有特定患病人群是非用不可或疗效有显著性差异，或者增扩适应证，以最为自然的态度践行循证实践指南，应以基础的循证逻辑思维做内核。《国家执业护士资格考试大纲》《内科护理学》在教材定位和内容选择上，鼓励培养学生科学的临床思维和工作方法，及时发现和正确解决临床护理问题的能力，但腹泻患者的观察与护理循证指南的检索、解读与本土化执行的内容是空缺的。

此外，Cochrane系统评价的结果显示，目前没有证据表明诊断性腰穿术后卧床4～6 h能减少头痛的发生。最新的循证实践方案提出，诊断性腰穿术后结合患者自身情况，以及主管护士经验，建议腰穿后采用平卧30 min可换置低枕平卧，逐渐缓慢下床活动，期间密切监控患者的病情，包括半小时测量一次患者血压、评估头痛主诉等，这对护理医嘱程序的更新具有颠覆性作用。证据应用的可行性（客观条件上可能吗？）、证据应用的适宜性（可在医疗一线推广吗？有无成本上、文化差异、公平性上的问题？）、证据应用的临床意义（医护人员、患者接受吗？）如何？这些问题如何通过循证教育传播，激发现有的知识转化的方向和效力？高质量的研究结论能够提供这样一种可能，依据跟进、植入、整合、评价、分类、遴选和有效利用，能够有力地促进医疗或护理结局与执行成本向积极方向变革。我国的医疗卫生保健系统包括医学教育（在校教育、网络教育、卫生市场定制教育）、药事服务、医疗大数据采集、管理和随访和患者信息挖掘（提供医疗场景下的患者数据和临床指南信息的差异化比较）、基础医疗临床决策支持系统（疾病的诊断、预防、筛选，慢性病管理等）和患者决策辅助（面向患者的知识转化干预、患者教育）等方面。目前，我国缺乏高质量的医疗保健证据，并且卫生资源应用不平衡。临床研究与临床实践最直接的证据，是医学领域不可或缺的宝贵资源，虽然临床研究逐年增多，但缺乏对这些临床研究证据以及卫生技术评估科学的循证分级和推荐，以致有效的防治措施无法得到及时转化和应用，无效的防治措施却长久广为使用，同时，也存在不断上涨的卫生费用，循证医学实践的现实需求已成为包括我国在内的全球公共卫生领域的严峻挑战。

（五）循证实践的组织系统

循证医学教育决策通常受到系统因素的影响，包括：证据（Evidence）、资源（Resource）、政策（Policy）、价值取向以及患者的意愿和价值观。

医疗机构都有用于制定、审查政策与程序的组织和过程。随着基础结构的逐步建成，医疗机构应在这些政策和流程中纳入证据的使用和记录标准。证据的来源和分级也应在新的政策、程序和指南制订中有所体现。除定期评估现有政策、程序和指南外，医疗机构也要对证据的来源和分级系统进行审查并做相应的修改，类似于政策、指南这类重要的文件，都会列出证据的参考文献，但并不像EBP项目中得出的证据一样，是经过缜密的系统综述和分析产生的。通常情况下，开展EBP项目不可能完全按照这类文件规定的每个步骤进行，但随着时间推移，这类文件的证据基础会慢慢增强，在对有明确临床问题的特定领域，进行常规审查时可以选择性地使用EBP流程。医疗机构在每次审查政策、程序、指南和其他标准时也可以提出有关的临床问题，借助EBP流程找到问题的答案，逐步增强这类文件的证据基础。

循证医学的基石是证据分类的等级系统。此层次结构称为证据级别。鼓励医生找到最高水平的证据来处理临床问题。证据水平最初是在1979年加拿大定期健康检查工作组（Canadian Task Force on the Periodic Health

Examination）的一份报告中描述的。该报告的目的是就定期健康检查提出建议，并将这些建议建立在医学文献循证评价证据质量的基础上。作者开发了一个证据评级系统（见表2-1）。例如，如果有充分的证据支持将某种疾病纳入定期健康检查的范围，则给出A级建议。英国牛津大学循证医学中心Sackett教授等学者进一步描述和扩展了证据水平，发表在1989年一篇关于抗血栓药物证据水平的文章中（见表2-2）。这两个系统都将随机对照试验（Randomized Clinical Trial，RCT）置于最高级别，将病例系列或专家意见置于最低水平。层次结构根据偏倚概率对研究进行排名。随机对照试验被赋予最高水平，因为它们被设计为无偏倚的，并且系统错误的风险较小。例如，通过将受试者随机分配到两个或多个治疗组，这些类型的研究也可能有偏倚和混杂因素。病例系列或专家意见往往因作者的经验或意见而产生偏见，并且无法控制混杂因素。

表2-1 来源于加拿大定期健康检查工作组的证据水平

水平	证据类型
I	至少1项随机化的随机对照试验
II.1	精心设计的队列或病例对照研究
II.2	时间序列比较或来自非对照研究的结果
III	专家意见

表2-2 来自Sackett的证据水平

水平	证据类型
I	具有明确结果的大型随机对照试验
II	结果不明确的小型随机对照试验
III	队列和病例对照研究
IV	历史队列或病例对照研究
V	病例系列，无对照研究

自从引入证据级别以来，其他一些组织和期刊已经采用了分类系统的变体。不同的专业经常提出不同的问题，人们认识到需要相应地修改证据的类型和水平。研究问题分为以下几类：治疗、预后、诊断和经济/决策分析。例如表

2-3显示了美国整形外科医生协会（American Society of Plastic Surgeons，ASPS）制定的预后研究证据水平。这个表格突出显示了适合该问题的研究类型（预后与治疗）以及在分配水平时如何考虑数据质量。例如，在观察疾病的预后时，随机对照试验是不合适的。在这种情况下，问题是："如果我们什么都不做会发生什么？"由于预后问题不涉及比较治疗方法，因此最高证据将来自队列研究或队列研究的系统综述。证据水平还考虑了数据的质量。例如，设计不佳的RCT与队列研究具有相同水平的证据。

表2-3　预后研究的证据水平

水平	证据类型
1A	随机对照试验的系统评价(具有同质性)
1B	单个随机对照试验(置信区间较窄)
1C	全有或全无研究
2A	队列研究的系统评价(同质性)
2B	个体队列研究(包括低质量RCT,例如<80％随访)
2C	"成果"研究;生态学研究
3A	病例对照研究的系统评价(同质性)
3B	个案对照研究
4	病例系列(以及低质量队列和病例对照研究)
5	专家意见,没有明确的批判性评估或基于生理学工作台研究或"第一原则"

随着时间的推移，提供基于证据的建议强度的评分系统也发生了变化。例如，当有Ⅰ级证据和Ⅱ、Ⅲ和Ⅳ级研究的一致证据可用时，分级系统会给出强烈的建议。如果结果一致，分级系统在决定建议时不会采用较低水平的证据（表2-4）。

许多期刊会对已发表论文标注一个质量评价级别，研究人员在向会议论文集提交的摘要通常会被标注质量评价级别。这使读者能够知道这些研究的证据水平，重要的是，读者不要认为1级证据总是最佳选择或适合研究问题。例如当我们涉及整形外科循证医学领域的专业问题时，由于推动整形外科专业技术创新和发展所需的文章水平不一定就是最佳的研究设计，可能具有较低的证据水平。尽管随机对照试验通常是最高水平的证据，但并非所有的随机对照试验都正确进行，应仔细审查临床术后结果。英国牛津大学循证医学中心Sackett教授强调了在解释RCT结果时估计错误类型和研究效力的重要性。例如，实施不良的RCT可能会报告由于低功效而导致阴性结果，而实际上治疗组之间存在真正的差异。

表2-4　GRADE分级与推荐

GRADE	描述	合格证据	对实践的影响
A	强烈推荐	Ⅰ级证据或来自Ⅱ、Ⅲ或Ⅳ级多项研究的一致结果	临床医生应遵循强烈建议,除非存在明确且令人信服的替代方法理由
B	建议	Ⅱ、Ⅲ或Ⅳ级证据和发现基本一致	一般来说,临床医生应遵循建议,但应对新信息保持警惕,并对患者偏好敏感
C	选择	Ⅱ、Ⅲ或Ⅳ级证据,但结果不一致	临床医生在决策时应灵活地做出适当实践,尽管他们可能会对替代方案设定界限;患者偏好应具有重大的影响作用
D	选择	Ⅴ级证据:很少或没有系统的经验证据	临床医生在决策时应考虑所有选择,并对阐明利弊平衡的新发表证据保持警惕;患者偏好应具有重大的影响作用

（六）成功实施循证项目的能力评估

此评估方法来自Lawrence Palinkas教授和Haluk Soydan教授撰写的教材《基于证据的转化翻译和实施》（*Translation and Implementation of Evidence-Based Practice Written*）。该书的模式中几个重要概念，例如"传播（Dissemination）"主要指依据服务人群的需求而修改现有的项目，并在服务人员间不断交流（见表2-5至表2-9）。"实施（Implementation）"则是指通过不断努力在组织中营造创新的氛围，在循证知识传播的基础上，包括找到和分析影响干预措施实施的因素和机制。"持续（Sustainability）"是指为促进循证方法学不断创新形成常规化机制。

表2-5 影响循证实践的成功实施因素

条目	解释	判断
项目优势	您的项目是否属于有效或经济-效应高的项目？	
适应性	您的项目是否与服务对象的价值、道德和期望相互适合（机构往往采用与其文化和价值相符的措施）？	
复杂性	您的项目是否操作简单且容易被应用？	
操作性	您的项目是否可以让用户获得诸多收获？	
显效性	您的项目的效果是否明显（用户更愿意采用干预效果明显的措施）？	
复合性	您的项目是否属于用户更愿意修改后符合自身需求的干预措施？	
排他性	您的项目是否可以被机构或者系统复制、修改和完善？	
风险性	您的措施是否有高潜在风险？	
工作相关性	您的措施是否与用户的实际工作更相关？	
知识可支持性	您的措施需要的知识是否容易被用户掌握？	

表2-6 影响机构接受和可持续应用项目的因素

条目	解释	判断
改变的迫切度	您的机构员工是否能容忍和接受当前的机构现状？	
项目-系统符合度	您的项目与机构在价值、文化、战略、目标、技能和技术等方面是否具有较高的符合度？	
知晓度评价	您的项目的价值和实施方案是否正被更多的机构人员了解？	

注：如果项目的支持者多于反对者，机构具有足够的资源且已有项目评估，这样的机构越容易采用新项目。

表2-7 影响项目可持续应用的因素

条目	解释	判断
组织框架	您的组织的灵活性和可接受性是否能支持和加强项目的可持续性？	
组织领导力	您的组织领导是否重视和支持项目实施过程（经费支持、项目的目的与组织的中高层领导的意愿符合度）？	
人力资源	您的组织是否具有足够成功实施项目的员工？	
经费	您的机构是否有专门的和可持续的经费支持？	

续表2-7

条目	解释	判断
组织内部交流	您的机构部门间的沟通是否流畅？	
组织间协助性	您的机构部门间的协作能力是否强？	
反馈	您的组织内部关于项目的效果是否及时交流？	
接受性	您的项目与当地情况是否相符？	

表2-8　组织中成功实施循证实践的步骤

条目	解释	判断
评价及采用	您的干预项目与社区需求、社区资源之间是否贴合？	
筹备	您的机构是否有支持实施干预项目的条件（资金来源、人力资源、政策推动、评价机制、报告框架、预期结局等）？	
项目预实施	您的机构或员工在项目预实施阶段是否得到提升？	
项目全面实施	项目正式开展后，实践者、机构、政策和用户是否将参与进来？	
"改革"	您的项目实施后，服务能力是否得到提高及项目的效果是否得到研究评估？	
可持续性	员工技能、机构领导力、项目资金、项目需求和外部支持等方面得到提升后，您的项目是否得到可持续发展？	
评价及采用	您的干预项目与社区需求、社区资源之间是否贴合？	

表2-9　影响成功实施循证实践的因素

条目	解释	判断
人员的选择	您的机构是否能寻找愿意和有能力学习项目实施所需技能的人员？	
人员的培训	您的机构能否为新员工提供项目实施所需要的知识和价值、关键实施步骤培训，使得员工有学习新的实践技能的机会并有所反馈？	
全程支持	您的机构在项目实施全过程中，是否可以为项目提供全程的建议、鼓励、实践机会和技能培养？	
人员评价	您是否对干预对象选择、技能培训、全程指导中项目人员的收获及产出做评估？	

续表2-9

条目	解释	判断
项目管理	您的项目管理者是否指导项目实施,基于相关数据信息做出决策,保障整个过程顺利实施和达到预期项目效果?	
系统保障	您的机构是否采用一定策略来保障项目实施所需要的资金、人员和组织文化?	

二、CiteSpace分析工具与研究方法

CiteSpace由国际著名信息可视化专家陈朝美博士及其团队开发,其中文名称为"引文空间"。CiteSpace是专门进行科学知识图谱分析的软件,也就是对某个学科的文献进行分析,从而可以得到学科研究中隐含的规律。它运用了计量学的分析方法挖掘有效知识,并基于信息可视化的技术以图谱的形式展现这些知识,而得到的这个图就被称为"科学知识图谱"。

CiteSpace是一个免费的Java应用程序,用于可视化分析学科发展趋势和科学研究中的模式。科学研究者在做出评判时所依据的逻辑推理和演绎过程,如果能把来自不同学派和不同视角的这种学术鉴定予以综合、归纳,那么我们将会极大地减少专家撰写的系统综述中在所难免的个人偏见。这里所指的个人偏见没有任何贬义,这是人类认识、兴趣、经验和观念的必然结果。CiteSpace的设计目的是在这个前提下给学者和任何对科学的发展感兴趣的人们提供一个自己动手时所需要的工具。我们有什么理由相信如果把形形色色的论文中的引文分拣,提炼,整合到一起,我们就能得到我们做综述所需要的信息呢?托马斯·库恩的科学革命的结构给CiteSpace提供了哲学基础。库恩认为,科学的推进是建立在科学革命上的一个往复无穷的过程。这个过程中会出现一个又一个的科学革命,人们的认识通过科学革命而接纳新的观点。而新观点的重要性在于对我们所观察的对象能否做出更令人信服的解释。科学认识中会出现危机,而危机所带来的新、旧范式的转换都将在学术文献里留下印记。库恩的理论给我们提供了一个具有指导意义的框架,如果科学进程真像库恩所洞察的那样,那我们就应该能从科学文献中找出范式兴衰的足迹。

CiteSpace的另一个设计灵感来源于结构洞的理论。这个理论原本是芝加哥大学布特在研究社会网络和社会价值时提出的。他研究的问题是人们在社会网络中的位置和他们的创意以及创意的质量是否有什么联系。他发现结构洞概念

提供了这样的证据。在一个完全连通的社交网络中，每个人和所有的其他人都直接联系。因此，各种信息可以随意地从一个人传播到另一个人。在这样的网络中，不存在结构洞。在另一类也是更常见的网络中，社交网络中不是每个人和所有的其他人都有直接联系，如果如此，便有了结构洞，即结构上的不完备。在这种情况下，信息在网络中的流动受到其结构上的约束。每个人在网络中所能接触到的信息内容不再相同，传递和接收的时间也会出现差别。布特发现，位于结构洞周围的人往往具有更大的优势。而这一优势往往又可以归结为他们所接触到的各类不同信息导致了比其他人更大的想象空间。这个问题归结为我们能接触到信息、意见或观点在多大程度上是广谱的和多样化的。

CiteSpace被设计为渐进式的工具知识领域可视化。该应用程序专注于寻找领域或领域发展的突变关键点，促进相关领域主题词研究的网络理解和解释的功能，包括识别快速增长的话题、地区，在已出版发行单元寻找引文热点，分解联网成集群，使用引用的术语自动标记集群文章、协作的地理空间模式以及国际合作。CiteSpace支持对科学出版物源自各种网络的结构和时间进行分析，主要内容包括协作网络、作者共同引用、网络和文献共同引文网络，还支持混合节点类型、共现和定向引用链接等类型。

使用CiteSpace进行文献分析主要有以下环节：

1.软件安装

CiteSpace需要RE运行环境，所以在运行CiteSpace软件前需要安装RE并配置环境。

2.数据准备

CiteSpace支持的数据库包括WoS（Web of Science）、CSSCI（Chinese Social Science Citation Index）、Pubmed、NSF（National Science Foundation）、Derwent、Scopus、arxiv e-Print、CNKI（China National Knowledge Infrastructure）。使用者可以从这些数据库中导出和下载所需文献信息，并且进行数据清洗筛选出不需要的信息，作为最终的文献数据集。

3.软件运行

上述步骤完成，数据集就绪，导入CiteSpace进入试验。用户在导入数据后，需要根据所要研究的项目进行一系列的软件设置和选择，包括节点类型选择、时区选择、阈值选择等。选择不同的节点类型进行不同的分析，选择节点类型作者（author）、机构（institution）、国家（country）来进行合作网络分析，选择主题（term）、关键词（keyboard）或者WoS分类（category）进行主题分析及关键词或者WoS分类的共现分析，选择文献共被引（cited reference）、作者共被引（cited author）、期刊共被引（cited journal）进行文献、作者或者期刊的共被引分析。进行时区（time slicing）设置，如可以灵活地将数据划分到一个时区，比如一年，可以反映不同时间数据的演化情况，进行参数设置。

4.图谱展示

CiteSpace软件有非常强大的可视化能力，可以提供多种视图，最常用的是聚类视图（cluster view），可以展示出不同聚类之间的关系；其他视图还有时区视图（timezone view），可以体现出节点在不同时间下的分布情况，表现出变化趋势；还有时间线视图（timeline view），可以纵向地看出一个节点在不同时间下的变化情况。

5.分析结论

研究者根据显示的图谱以及可以导出对应的表格对研究结果进行分析。

绘制科学知识图谱是一种先进的集文献计量学、数学、统计学、计算机科学以及现代数据挖掘、复杂网络和可视化技术为一体的学科知识发现与分析方法。绘制科学知识图谱以科学知识为计量研究对象，对某学科领域的文献进行分析，挖掘和发现其中隐藏的学科发展现象和规律，具备极大的研究方法学优势，基于服务计算这个学科领域，构建领域知识图谱。科学知识图谱揭示学科的发展与演化规律，基于词频分析和社会网络节点中心性分析方法，通过研究和分析国内外研究学者所发表的文献，挖掘出这些文献中的主题并且揭示重要的研究方向，并且通过分析这些研究主题的时序变化情况，揭示研究方向的变化情况，甚至可以利用一些计算模型来估计研究方向在之后的变化情况，为从事文献主题挖掘、领域研究热点分析的研究学者提供了思路和研究方法。

三、CiteSpace数据的来源与处理

（一）CiteSpace数据的来源

基于近三十年国外心理干预研究文献，举例说明CiteSpace数据的来源与处理。计算机检索中外文数据库，包括：中国学术期刊网络出版总库（1994年—2021年10月）、Web of Science（1997年—2021年10月）、PubMed（1966年—2021年10月）、Cochrane Library（创刊起—2021年10月）、英国国家卫生与临

床优化研究所（National institute for Health and Care Excellence，NICE）、国际指南协作网（guideline international network，GIN）。本节应用综述和文献计量可视化软件工具CiteSpace V（5.3.R1版本），基于分析软件制式要求格式导出并进行格式转换，得到适合CiteSpace分析的原始数据，导入CiteSpace绘制知识图谱，对相关研究热点进行分析和绘制知识图谱分析。

用Excel表格统计从CNKI、PubMed、Web of Science数据库检索得到的心理干预研究文献，绘制国内外心理干预研究文献的研究趋势分布。同时，基于美国德雷塞尔大学陈超美博士开发的CiteSpace软件，通过图谱可视化的形式呈现心理干预和相关指南利用领域知识的结构、规律和分布，分析文献的共引，挖掘引文空间的知识聚类和分布。

（二）CiteSpace数据的处理

基于CNKI、Pubmed数据库和Web of Science核心合集数据库近三十年国内外心理干预研究文献进行可视化定量分析。图谱参数主要包括节点总数、连线总数、网络密度、节点中心性等。在生成可视化图谱时，Time Slicing（时间区间）为1974年—2019年，时区分割（years per slice）为1年一个区间，选择节点为country（国家）、institution（机构）、author（作者）和keyword（关键词），selection criteria（选择标准）为topn=50，即提取每一年排名前50个被引次数最高的文献作为分析对象，其他设置保持默认，通过调整node size（节点大小）、font size（字体大小）和threshold（阈值）绘制国内外心理干预研究知识图谱。用Excel对数据进行统计、分析绘制相关图表，结合文献资料法和对比分析法，进行定性分析和定量分析，就可以直观地展现出国内外心理干预研究领域的研究热点和研究发展趋势。

四、系统评价与Meta分析

（一）系统评价与Meta分析概述

卫生政策制定者、医生和患者在决策时必须以高质量信息为依据，但面对大量医疗卫生信息时常难选择，因为多数研究信息都存在或多或少的研究设计、实施问题，有的研究结果甚至还存在较大的争议。另一方面，由于全球医疗卫生信息更新极快，包括临床医生在内的寻求医学证据支持的文献查阅者，受时间、精力及检索技能等条件限制，大量高质量有价值的信息未被关注。随机对照试验由于严格采取了控制研究设计偏倚的措施，可靠性通常较其他试验方法高，但受环境条件限制，很多随机对照试验样本量太小，不能有效克服随机误差的影响，或只专注于某特定问题，导致实用性受限。因此，针对临床问题收集全世界相关随机对照试验，采用临床流行病学的方法，去伪存真，系统地评价其质量，合并分析有足够相似性的研究结果，可在一定程度上减少随机误差的影响，获得全面的综合统计整合信息，为医疗卫生决策提供依据。

系统评价和 Meta 分析是循证医学临床研究的主要方法，是全面收集符合纳入标准的所有相关临床研究，并逐个进行严格评价和分析，同时进行定量合成的统计学处理，得出结论的研究过程。因其实施全程有严格的质量控制措施，故其平均质量被认为比普通定性综述高，已公认为最高级别的证据之一，成为评价卫生干预措施效果最有价值的信息来源，是当前各专业临床医生使用最频繁的工具之一，不仅为临床实践及知证决策提供证据，而且是促进证据转化、连接研究与实践的重要纽带。

系统评价是一种按照既定纳入标准广泛收集某医疗卫生问题的相关研究，是严格评价其质量并进行定量合并分析或定性分析得出综合结论的研究方法。理论上系统评价、Meta 分析及传统综述三者都属于观察性研究。

传统综述是一种定性描述的研究方法，根据作者对某领域基础理论的认识和对相关学科的了解，回顾分析该领域某段时期的研究文献，评价研究结果的价值和意义，发现存在的问题，为将来的研究方向提出建议，使读者能在短时间内了解该领域研究的历史、现状和发展趋势。传统综述的写作没有固定的格式和规程，也没有评价纳入研究质量的统一标准，其质量高低受作者专业水平、资料收集广度及纳入文献质量的影响很大，不能定量分析干预措施的总效应量，不同作者对同一问题的研究很可能得出完全不同的结论。其与系统评价的区别见表2-10。

表2-10 传统综述与系统评价的区别

特征	传统综述	系统评价
研究的问题	涉及的范畴常较广泛	常集中于某一临床问题
原始文献来源	常未说明、不全面	明确，常为多渠道
检索方法	常未说明	有明确的检索策略
原始文献的选择	常未说明、有潜在偏倚	有明确的选择标准

特征	传统综述	系统评价
原始文献的评价	评价方法不统一或未评价	有严格的评价方法
结果的综合	多采用定性方法	多采用定量方法
结论的推断	有时遵循研究依据,较主观	多遵循研究依据,较客观
结果的更新	未定期更新	定期根据新试验进行更新

Meta分析是一种将多项研究结果进行定量合成分析的统计学方法,始于20世纪70年代,最初被定义为"收集大量单项试验结果进行整合的统计学分析"。1991年,Fleiss提出了较严谨和准确的定义,"Meta分析是用于比较和综合针对同一科学问题研究结果的统计学方法,其结论是否有意义取决于纳入研究的质量"。这说明并非所有的Meta分析都能得出高质量结果和结论,只有对纳入研究进行同质性检验,分析异质性的原因,按同质性因素进行合并的Meta分析才可能有意义。仅纳入随机对照试验的Meta分析得出的结果一般偏倚较小,其结论准确性远比单项试验高。

制作系统评价前需预先设计研究方案,充分考虑如何全程减少偏倚,怎样评价相关研究质量,怎样收集和合并资料等。

系统评价并非必须进行统计学合并即Meta分析,是否做Meta分析需视纳入的研究是否有足够的相似性,而Meta分析也并非一定要做系统评价,因为其本质只是一种统计学方法。对多个同质性研究进行Meta分析的系统评价称为定量系统评价,如因纳入研究的同质性差而仅进行描述性分析的系统评价称为定性系统评价。系统评价、Meta分析、传统综述的主要区别见表2-11。

表2-11　系统评价与Meta分析、传统综述的主要区别

系统评价	Meta分析	传统综述
必须预先写好详细、周密的研究计划书	可有研究计划书	不包括研究计划书
根据系统评价的目的制定严格的纳入标准和排除标准,文献来源广,有详细的检索策略	纳入研究可为各种设计类型	不规定纳入研究的类型,不规定文献来源,无详细的检索策略

续表2-11

系统评价	Meta分析	传统综述
严格评估纳入研究的偏倚风险,并估计证据质量,据此做出临床应用推荐意见或结论	不一定进行质量评价	不评价纳入研究的质量
定量系统评价包括对多个研究资料重新计算并合并分析的Meta分析;定性系统评价不包含Meta分析	可对多个研究的结果进行合并分析,也可以成为系统评价进行定量分析的一部分	对研究结果进行描述性定性分析

(二) 系统评价

制作系统评价是从科学研究中寻找、评价和合成证据以便为待研究问题提供确切、有经验依据答案的过程。而传统的医学综述常常是累积数据,不加批判地反映原作者和综述者本人的观点,易为偶然事件左右,常存在较多偏倚。相反,系统评价遵循设计清晰、有据可循、方法学完善的原则,注意是否存在系统误差(偏倚)和随机误差(由机遇产生),减少其对科研质量的影响,实际上更加客观、更加全面地反映了原始研究文献的观点。

随机对照试验的系统评价被认为是回答某种干预措施效果如何的最佳证据。系统评价的合理性已被大量文献阐明。除了能够减少偏倚,系统评价的优点之一是使我们能够应对急速增加的已发表及未发表的文献数量,抓住重点,为我所用。系统评价从多个研究中合并数据的结果是使样本含量增加,因而检验效能增加。这一点在单个研究效果不显著或事件发生率低时尤为重要。样本含量的增加使效应值可信区间缩小,意味着效果估计精确性的提高,从而使得随机对照试验的系统评价成为反映医疗卫生措施效果的最佳证据。临床医务人员、科研工作者以及政策制定者都可以应用系统评价有效地整合现有信息,做出合理决策。

系统评价也可为研究计划提供信息。全面地检索、评价以及合成相关的研究文献,并不是一定要提供一个肯定的答案。在那些目前尚无充分的高质量证据以便制定临床决策的领域中,系统评价可以进一步明确需要进行临床研究的线索。另外,由于系统评价的结果为判别某种治疗措施是否有益或有害提供了有力证据,也可以阻止为此而进行的某些新的然而不必要的研究项目。提供科研经费的决策机构也需要研究者提供新的由系统评价证据证明有必要的临床试验计划。

许多临床医学及口腔医学杂志登载系统评价,不少电子数据库,如

MEDLNE 和 EMBASE 等为系统评价制作了索引。但存在的问题是，由于其包含文章的类型众多，诸如临床试验、个案报道、普通综述、信件等，使得通过浏览杂志或 MEDLNE 来寻找系统评价比较困难。较好的解决方法是检索循证医学图书馆（Cochrane Library，CL），该在线数字图书馆是国际 Cochrane 协作网制作光盘（CD-ROM）或 INTERNET 形式的电子刊物，由英国牛津 Update Software 公司一年四期向全世界出版发行。CL 被认为是全面收集临床医学各专业有关防治方法系统评价和临床对照试验的数据库，收录了 1948 年以来全世界不同语种的 1700 多种期刊人工手检和对生物医学数据库全面机检的数据，其 Cochrane 系统评价数据库（Cochrane Database of Systematic Review，CDSR）收集了各 Cochrane 系统评价组在统一工作手册指导下对各种健康干预措施所做的系统评价，包括全文（Completed Review）和研究方案（Protocols）。CL 建立了作者–读者对话机制，要求作者不断更新，接受评论，修改错误，保证质量。该数据库目前主要是根据随机对照试验完成的系统评价，并将随着新的临床试验的出现不断补充、更新。

Mike Clarke 等人在充分研究了各类型综述（包括单对照比较、多对照比较及单病例资料的综述）的基础上，制定了 Cochrane 系统评价的最初形式。1994 年，根据各全球各地区和国家 Cochrane 协作组和评价者的反馈，修订出版了 Cochrane 系统评价指南（第一版），将 Cochrane 系统评价的格式固定下来，并据此格式设计了 Cochrane 系统评价专用管理和分析软件 Review Manager（RevMan）。

Cochrane 系统评价有非常严格的制作程序：

（1）系统评价的作者必须接受严格的培训，培训教材的内容全球统一。

（2）系统评价的研究计划书和系统评价初稿需经 2～3 个同行专家和用户评审，最后经各相关专业组复审合格后才能发表。

（3）发表后，用户可自由评论并提出意见；此后每年或每两年，作者将根据反馈意见和新的临床研究结果修改或更新评价。

由于有严格、周密的质量保障制度和体系，Cochrane 系统评价被公认为全世界最高级别的证据之一，已被广泛地用于临床指南和卫生政策的制定。

Cochrane 系统评价的结构及内容包括：

① 概要：用约 150 字的通俗语言介绍研究目的、内容和主要结果。

② 摘要：用少于 400 字简介研究目的、方法、主要结果及作者结论。

③ 背景：介绍所研究的临床问题及所有已有的干预措施，本系统评价所研

究的干预措施以及进行本系统评价的必要性和合理性。

④ 目的：系统评价的目的。

⑤ 纳入标准和排除标准：从设计类型、研究对象、干预措施、测量指标四方面定义纳入标准和排除标准，据此可评估该系统评价结果的适用范围。

⑥ 检索策略：常采用电子检索和手工检索两种方式，列出检索的数据库及检索词和检索式，据此可判断该系统评价的覆盖广度和代表性。

⑦ 系统评价方法：详细描述评价者人数及评价方式、文献质量评价标准、资料提取的项目和方法及统计分析方法。

⑧ 纳入研究的描述：详细描述检索结果、纳入研究和排除研究的数量、观察对象、干预措施及测量指标等特征。

⑨ 纳入研究的方法学质量：详细描述纳入研究的随机方法、分配隐藏方案、盲法及随访率等，据此评估结果的真实性。

⑩ 结果：列出 Meta 分析或定性分析的结果。对 Meta 分析结果要同时采用文字描述和生成森林图。

为方便读者理解，Cochrane 系统评价要求结果的文字描述应通俗易懂，尽量避免使用过于专业化的术语，同时又要兼顾科学性；既要描述临床意义，又要描述统计学意义，还要指出证据的可靠性。

讨论部分一般从对结果的小结开始，对包括该系统评价所纳入研究的局限性和系统评价本身的局限性进行讨论，以评估结果的真实性和实用性。从这里可以知道该系统评价结果的适用条件和适用人群。

系统评价作者的结论：

从这里可得到两类非常有用的信息：一是对所评价的干预措施的疗效及其实用性所做的结论；二是对这种干预措施将来继续进行研究的必要性和如何进行研究提出建议。

潜在利益冲突：

作者需在此部分申明此系统评价是否与相关事件或人员有利益关系（如是否接受了药厂资助，或是否为该药品的发明人等），以供读者判断研究结果的真实性和可信性。

（三）Meta 分析

Meta 分析和系统评价本身并不能提高原始研究质量，并不能克服低质量原始研究的自身缺陷。Meta 分析和系统评价遵循设计清晰、有据可循、方法学完善的原则，注意是否存在系统误差（偏倚）和随机误差（由机遇产生），减少其对科研质量的影响，更加客观、更加全面地反映了原始研究文献的观点。循证医学是研究如何遵循临床研究证据指导医学实践的学科，提倡医务人员在临床实践中将个人专业技能和经验、患者的需求与当前最好的科学依据结合起来制定医疗决策。其实践过程包括创造证据、获取证据、应用证据和再评价证据、不断完善和更新证据。循证医学中的证据主要是指人体试验的证据，包括病因、诊断、预防、治疗、康复和预后等方面的证据，并追求证据的质量和不断补充完善。

证据的论证强度可根据其质量和可靠程度分为五级。一级证据：按照特定病种的特定疗法收集所有质量可靠的随机对照试验后所做的系统评价或Meta分析。二级证据：样本量足够大的单个随机对照试验结果。三级证据：设有对照组但未用随机方法分组的研究。四级证据：无对照的系列病例观察，其可靠性较上述两种低。五级证据：专家意见。

在所有的证据中，按照特定疗法收集所有质量可靠的随机对照试验后所做的Cochrane系统评价被认为是循证医学最可靠的证据之一。因为系统评价涵盖广泛，并随着新证据的产生、用户的需求、读者的批评和建议而不断得以更新，因而可为临床医生提供更可靠，更有针对性、时效性和精确性的研究依据。其结果也已成为许多国家卫生决策的参考依据，影响着这些国家的医疗实践、卫生决策、医疗保险、医学教育、临床科研和新药开发等。在没有一、二级证据的情况下，可依次使用其他级别的证据作为参考依据，但应明确指出其可靠性是依次降低的，一旦出现更高级别的证据就应尽快予以使用。应当指出，非治疗性的研究依据如病因和诊断等不一定强调随机对照试验。Cochrane协作网是为循证医学实践提供证据的非营利国际学术机构，为寻找、评价和应用证据提供技术支持，对改进医疗行为和模式发挥了深刻的影响。Cochrane系统评价最高级别的用户是各国政府的卫生决策机构。不少药厂近年已开始使用Cochrane系统评价，用以了解药物研究趋势，确定开发方向，评价药物疗效，摆脱无序竞争，增强竞争力。

随着循证医学的不断发展，越来越多的人认识到需要在对卫生干预措施证据严格评价的基础上，应用简洁而实用的统计学方法合成资料，得到更为可靠的结论。这使得Meta分析迅速发展。Meta分析属于系统评价的定量化方法，目的是将多个同类独立研究的结果进行合成并分析，通过权重使大样本的研究或变异小的研究对结果的影响更大，可以得到比单独的研究更加精确的结果。其目前已被广泛地应用于病因学研究、治疗研究以及预后研究、剂量反应关系研究以及诊断试验研究的合并分析等。但是，对于那些缺乏有效数据或者异质性过大的研究，系统评价只能得到定性描述的结果，不能进行Meta分析。

各种从原始研究中提取的数据都可以纳入Meta分析。结局为二分类变量（比如某事件的结果是成功或失败、生存或死亡、出血或不出血）时，应提供每个研究中每组的病例数以及发生不同事件的例数。所用效应统计量为绝对危险度（absolute risk，AR）、危险度（relative risk，RR）或比值比（odds ratio，OR）。OR或RR为1时视为无效。因为当OR为1时，表示在对照组与治疗组中，事件的发生比是相同的。同样，RR为1时，则表示在对照组与治疗组中，不良事件发生的危险度是相同的。

结局为连续型变量（如牙周袋深度、疼痛记分值或其他可测量的数值、距离等）的Meta分析中，每一个原始研究都应提供治疗组和对照组的样本含量、均值及标准差。这些信息可以通过森林图或用表格列出。所用统计量为加权均差（weighted mean difference，WMD），当结果测量使用不同的度量值时则用标准化均差（standardized mean difference，SMD）。无效用数值0表示，即加权均差为0时，意味着对照组与治疗组测量之均值相等。

1. Meta分析的制作步骤

一个完整的Meta分析应包括以下步骤，即选题与立题，制定原始研究的纳入标准，检索所有相关的研究，对每个纳入研究的方法与结果进行严格评价，将纳入研究的结果按照统一格式汇总，应用统计方法计算合并分析的结果，进行假设检验、异质性检验、敏感分析，报告并解释结果。

（1）选题与立题

要首先选择更具有重要临床意义、迫切需要解决的临床问题。这是Meta分析众多步骤中最为关键的一步。选题确定后，要清楚地界定所要研究的问题。例如在一个研究某药治疗特定疾病的Meta分析中，应该明确药物类型、单独或合并用药、药物剂量、给药途径、患者类型、随访方法等。

（2）检索与选择

检索范围应尽可能包括已发表文献以及未发表文献。在重要医学科学杂志上发表的论文常被收录到诸如Medline等电子数据库中，检索相对容易；但是学术杂志的数量每年迅速增加，有许多杂志未被包括到上述数据库中，手工检索仍是不可缺少的手段。另外，许多研究出现在政府、研究机构及公司的系列报告中，或见于药厂的内部记录等。应加大检索力度，制定合理的检索策略，以全面、系统地检索文献。

要根据明确的纳入标准与排除标准分析原始文献。注意纳入标准和排除标准过分严格时，方法学上质量较差的研究将被排除，这虽然有助于控制纳入研究间的异质性，但结果的外部真实性会受到影响，限制了Meta分析结果的推广应用。因此，要根据Meta分析的目的，均衡考虑内部真实性与外部真实性，使纳入标准与排除标准松紧适度。

（3）识别发表性偏倚

发表性偏倚是指有统计学意义的研究结果比无统计学意义的研究更容易投稿和被发表。发表性偏倚，对于无统计学意义的研究，研究者可能认为意义不大，因而不发表或推迟发表；作为杂志编辑则更有可能将这类论文退稿。受其影响，即使使用了周密的检索策略和手段，也不可能完全纳入所有相关的研究。

发表性偏倚可使Meta分析过分夸大治疗效应量或危险因素的关联强度，以此为依据易导致临床决策与卫生决策失误。

要识别发表性偏倚，可借助漏斗图方法。若发表性偏倚较大，则需进一步收集相关数据信息，如与原文作者或研究组联系，查询有无阴性结果的研究，若有，则请他们尽可能提供相关数据。还可考虑进行敏感性分析检查效应量估计值的稳定性。如果发现发表性偏倚严重影响Meta分析的结论，应如实报告，并提醒读者注意，也可考虑排除低质量研究。

为了减少发表性偏倚，Meta分析应有完善的检索策略，尽量找出所有的发表文献，积极寻找尚未发表或推迟发表的文献，严格评价所有纳入的原始研究的质量。建立与完善科研课题登记制度以及获取发表与未发表文献信息的可靠信息；广泛宣传阴性科研成果与阳性结果同样重要的观点，将有助于减少发表性偏倚的出现。

（4）收集必要的数据信息

除了从公开发表文章收集必要的信息，从原文作者处获得有关原文的数据、图表的必要补充说明，获取其未发表数据（如果存在）也很重要，有时还可使用政府部门的报表、年鉴等相关信息。应确保所得数据是真实的、没有虚假成分，未曾主观修改数据、剔除异常值等。Meta分析应真实录入所纳入研究的所有相关信息，准确报告。

准确、可靠的资料是 Meta 分析的基础，任何统计学方法都不能弥补资料本身的缺陷。所以在收集数据时，应广开渠道，通过多途径收集，确保数据全面、完整；同时，应对数据的真实性进行严格评价，这样才能用于 Meta 分析。

（5）研究结果汇总

按照统一的表格形式，对所有纳入研究的发表年份、具体实施年份、研究地点、研究设计方案、样本量、研究中应用并可获得的变量、分析方法、质量控制措施、研究质量等纳入格式化表格中。为了便于进行数据综合，使用统一的效应量表达形式，计算所有纳入的原始研究效应量的95%可信区间。

效应量（effect size）是指有临床意义的观察指标的变化量，如上述观察指标为分类变量数据时，效应量采用绝对危险度（AR）、相对危险度（RR）、比数比（OR）等表示；观察指标为连续型变量数据时，效应量采用差值均值的加权值（WMD）或标准化差值（SMD）等。

（6）异质性检验

多个同类研究的综合分析，有利于对干预因素效果的全面评估，但在实际应用时，因不同的研究基于的人群、设计方案以及统计分析模型等差别过大时，若将结果强行合并在一起，容易产生偏倚。Meta 分析尽管制定了严格的文献纳入标准及排除标准，确保只有那些具有相同研究目的的文献纳入进来，最大限度地减少了异质性来源。但由于一些潜在混杂因素的存在，仍有可能出现不同质的情况，所以在进行 Meta 分析前，应进行异质性检验。然后根据其结果选择固定效应模型或随机效应模型。根据异质性检验结果，来决定是否合并效应量；若异质性明显，则应探讨异质性的来源并进行相应处理，如考察是否在设计方案、研究类型、混杂因素或研究质量等方面存在不一致等。异质性检验的方法主要有 Q 统计量检验法与图形法等。

若异质性明显可进行以下分析：

①亚组分析：如按不同设计方案、研究质量、发表年代进行亚组分析。

②敏感性分析：例如在排除异常结果的研究后，重新进行 Meta 分析，其结果与未排除异常结果研究的 Meta 分析结果进行比较，并探讨该研究对合并效应的影响程度，该方法可进一步发展成为 Meta 回归分析。敏感性分析的方式主要有：改变纳入标准如受试对象、干预措施、结果测量类型等，排除未发表的研究，纳入或排除那些对是否符合纳入标准尚有争议的研究，排除研究质量低的研究、采用不同的统计方法重新分析资料等。

③采用随机效应模型的统计方法如DerSimonian-Laird法估计合并效应量，对异质性进行部分校正；在异质性不明显的条件下，与其他方法计算结果相同；若异质性明显，则可提高可信区间的准确度，同时增大检验效能。但是，若异质性过大，则应放弃Meta分析，只做一般的定性描述。

④采用Meta回归以及混合模型，利用回归模型控制混杂因素，以减少异质性。

（7）敏感性分析及结果报告与解释

有效、真实的Meta分析结果可以作为重要的参考依据，为卫生决策和临床实践服务；而错误的结果则可能引起误导，危害人民身体健康。因此，Meta分析在下结论时应非常慎重，在应用前必须进行效度分析，即评价结果的真实性。这里重点从敏感性分析方面考察结果的真实性。

敏感性分析（sensitivity analysis）用于Meta分析合并效应量的真实性评价。如改变分析方法或排除某项研究，重新进行Meta分析，将其合并结果与未排除前的结果进行前、后比较，探讨合并效应量的变化情况，用来探讨该因素对合并效应量的影响程度及结果可靠性。若敏感性分析未从实质上改变结果，说明结果较为可信；若敏感性分析得到不同的结论，说明该因素对合并效应量估计值的影响很大，提示结果较为敏感，可能有潜在的重要因素影响干预措施效果，在解释结果和下结论时应非常慎重。

（8）固定效应模型与随机效应模型的选择与特点

①固定效应模型

根据异质性检验结果，可选用固定效应模型或随机效应模型进行综合分析。在异质性可忽略时，此时可认为原始研究间的效应量若有差别，也是由抽样误差造成的，可以选用固定效应模型（fixed effect model）。目前最为成熟的Meta分析方法只能处理两种数据类型的数据，即两组比较的二分类变量数据以及定量变量数据。

二分类变量固定效应模型Peto法与M-H法优缺点的比较：Peto法已被广泛应用在临床随机对照试验的Meta分析中，利用实际观察值与理论观察值的差别估计效应量的大小，计算方法简单易懂；但M-H方法统计效能更强一些，有时Peto法会造成效应量的有偏估计，特别是对于队列研究及病例对照研究，两类方法估计结果差别较大，此时将首选M-H法；而对于临床随机对照试验，特别是大规模的临床随机对照试验，可选用Peto法。

两类方法对数据格式要求较高，每个原始研究都能提供四格表原始资料时，才能进行Meta分析，有些研究结果需转化为四格表后方能使用；不能转化成四格表数据，可考虑使用可信区间法。

定量变量数据的固定效应模型方法：对连续型变量数据进行Meta分析时，首先要计算标准均数差值及其方差。当纳入研究的计量数据结果均采用标准方式表达时，合并效应量可使用加权均数差值（WMD）。这种合并结果有自然单位，易于理解。对于那些概念相同但测量尺度不同的结果变量以及各研究结果变量高度不一致时，其合并效应量宜采用标准化均数差值（SMD）。对这类结果解释其意义时应慎重，对偏态数据可能出现的及其潜在的问题警惕。检查是否为偏态数据的简单方法就是计算均数与标准差的比值，若该比值小于1.64，说明该资料为正偏态分布。

②随机效应模型（DerSimonian-Laird法）

由于异质性的存在以及发表性偏倚的影响，纳入分析的原始研究组成的样本可能只代表大样本研究，并没有反映小样本研究对合并效应量的真实贡献，对此固定效应模型并不能进行适当调整，需要借助随机效应模型。合并效应量实际上是多个原始研究效应量的加权平均值，两类模型的区别在于加权的方式不同，固定效应模型以每个研究内方差的倒数作为权重，而随机效应模型是以研究内方差与研究间方差之和的倒数作为权重，调整的结果是样本量较大的研究给予较小的权重，而样本量较小的研究则给予较大的权重，可以部分消除异质性的影响。

二分类变量的随机效应模型（random effect model）：该法是由DerSimonian和Laird在1986年提出的，简称为D-L法，它是假设各原始研究的效应量不尽相同，各研究间存在变异的条件下，以研究内方差及研究间方差之和的倒数为权重，并以此计算多个原始研究效应量的加权平均值。

综上所述，模型的选择依异质性的大小而定，当异质性较小且可以忽略时，直接选用固定效应模型，合并效应量；当异质性较大时，则应选用随机效应模型，该模型本身考虑了研究间的变异成分，并将其作为权重调整因子纳入分析，比固定效应模型估计结果的准确性要高一些。

Meta分析中统计方法的选择，主要从两方面考虑：一是根据临床终点指标的数据类型，选用二分类变量数据或连续型变量数据分析方法；二是结合异质性的大小，选择固定效应模型或随机效应模型，必要时还要进行敏感性分析。

2.Meta 分析的解读

系统评价是收集所有符合纳入标准的证据以回答特定问题的研究，其中定量的系统评价常包含 Meta 分析，即合并 2 个或更多独立研究的研究结果。现在已有相关工具可评价 Meta 分析，例如可通过 AMSTAR 工具判断 Meta 分析的方法学质量，通过 PRISMA 量表判断 Meta 分析的报告质量，通过 GRADE 证据质量评价判断 Meta 分析所呈现的证据体的质量。对于 Meta 分析制作者，在完成基线数据提取、文献质量评价及 Meta 分析数据处理后，应如何分析与讨论 Meta 分析结果从而得到最终的结论，尚无文献对其进行全面的总结。本节将从纳入文献的全面性、文献结果的真实性、研究间的异质性、Meta 分析结果的精确性和倾向性等 5 个方面进行分析。

（1）评价纳入研究的全面性

Meta 分析结果是多个原始研究结果的合并。为避免出现 Meta 分析制作者的主观偏倚，如仅纳入报告阳性结果的原始文献，需要审视 Meta 分析的文献筛选流程，包括检索策略的制定、数据库的选择及文献的筛选过程，从而确保手中的 Meta 分析结果是基于目前所有可获得的、与研究问题相符合的原始研究。

（2）评价检索策略制定是否合理

检索策略的制定依赖于研究问题，需考虑在患者身上施加何种干预措施并观察何种终点结局，同时也需要考察纳入文献的研究类型。一方面，对于研究问题本身，需要考察检索范围是否太窄，以致筛漏文献；另一方面，也需要考察超出研究问题以外的限定是否合理。假设检索策略包含超出研究问题以外的限定，需要阅读原文是否给予合理的解释。倘若存在检索策略以外的限定，例如患者性别、干预的治疗周期、结局的定义、研究周期等，但没有给予很好的解释，那么排除文献是不合理的。

（3）评价数据库选择是否全面

医学研究的检索需要考虑 3 个主要的外文数据库：Medline、Central 及 Embase。有时也得考虑某些区域的数据库，例如研究中药的 Meta 分析需要考虑中国的数据库（中国生物医学文献数据库、万方数据库、维普数据库和中国知网数据库等），也需要考虑那些虽没有被发表但已有数据发表的研究，如 Clinicaltrial.gov 上有研究结果的研究。还得考虑是否纳入有相关数据的会议论文甚至硕士、博士研究生毕业论文。会议论文与杂志发表论文相比，可能存在试验不成熟，更易出现数据变动，最后在杂志上发表的数据与会议论文数据不一致，或是在不同会议间发表的内容不一致。同理也适用于硕士、博士研究生毕业论文。因此，Meta分析中是否纳入这些论文需要谨慎考虑。

（4）评价文献筛选是否出现纰漏

Meta分析需要保证双人或多人达成一致的纳入标准和排除标准后，独立完成筛选过程，所以应回顾筛选过程是否符合要求，是否可能漏筛文献。此外，研究问题的限定出现模糊区域时，制作者也不应随便排除文献，此时应该纳入这些文献，并在完成Meta分析后，排除这些文献进行敏感性分析。例如不同文献对青少年的定义不同，有的定义在12～18岁之间，有的定义在16岁以下，排除12～16岁范围以外的文献是不可取的。可将纳入模糊区域与排除模糊区域年龄（12岁以下，16～18岁之间）的文献分别进行Meta分析后，通过敏感性分析，判断模糊区域对结论的影响。确定了检索策略的制定、数据库的选择及文献的筛选无误后，还需要再做最后一次验证，考察已发表的指南、综述或纳入文献的引文中，是否存在可纳入但是依据检索策略及选择的数据库没有包含的研究，或者在筛选过程中漏掉的研究。

（5）评价原始研究结果的真实性

不同类型的临床研究有一套流程以确保研究结果反映研究问题的真实情况，需要考虑原始研究在哪一环节出现了偏倚，以及该偏倚对研究结果的影响如何。

我们需要评估原始研究在其主要流程中是否存在偏倚风险。以随机对照试验为例，偏倚风险的评价需要考虑以下主要流程：随机序列的产生、分配结果的隐藏、操作者与参与者的盲法、结果评估者的盲法、试验对照组的随访情况、研究结果的发表和利益冲突者在这项研究中充当的角色等等。然而，我们是评价有无偏倚风险存在，而不是评价具体是否进行某项操作。例如某试验并未对操作者与参与者进行盲法，他们都知道试验参与人员使用何种干预措施，一般而言，该随机对照试验的盲法应为高偏倚风险。然而，当我们考察的结局为死亡率时，随机对照试验的盲法对结果可能并无影响。

当已知存在何种偏倚风险时，需要考虑该偏倚风险会如何影响结果。在大多数情况下，需要估计影响的方向和程度。对于主观的结局，如疼痛、感冒好转时间等结局，偏倚的影响大；而对于客观的结局，如死亡率、骨折等结局，偏倚的影响低。在特殊情况下，也可以利用经验性的分析考察不同的偏倚风险对结果的影响。例如Pildal等研究发现，相对于进行双盲的随机对照试验，未使用双盲的随机对照试验得出的比值比（odds ratio，OR）平均高9%。可以借用这些试验粗略估计结果被影响的程度。

（6）评价研究的异质性

Meta分析中合并的"多个"原始研究必须满足一定程度的同质性，这样的合并才是有意义的。所以Meta分析需要考虑研究与研究之间是否有差别以及差别有多大。因此，Meta分析中是可忽视研究间的差别，还是需要剔除某些研究，可以通过非统计学异质性与统计学异质性进行考虑。

①非统计学异质性

异质性为纳入研究间的所有差别，这些差别可以体现在患者（P）、干预措施（I）、结局（O）及研究设计（S）等方面。这些异质性可分为临床异质性（P、I、O）和方法学异质性（S）两类，此处将其统称为非统计学异质性，可以从基线特征及基线风险考察。

可以利用Meta分析中整理的研究基线特征及文献质量评价结果，直接定性地判断研究非统计学异质性情况。当存在研究证实该干预的不同剂型对不同的人群，或用不同的研究设计等，对研究的结果会产生显著的影响，该异质性在定性的过程中为不可接受的异质性。然而，文献报道该异质性无显著影响时，Meta分析可允许部分异质性存在，因为这可以提高研究结果的适用性。

通常可通过比较各个研究的对照组基线风险是否一致，从而粗略判断是否存在异质性。对照组基线风险可总体反映已知混杂因素与未知混杂因素的影响。

②统计学异质性

除了定性的非统计学异质性判断方法，还需要使用定量的方法判断统计学异质性，考察Meta分析结果是否被研究之间的差别所影响。在Meta分析中，可以得到异质性检验的结果包括Q值、P值、I^2值及T值。利用这些数据可以判断统计学异质性是否存在、大小如何。$P < 0.05$即可判断统计学异质性存在。统计学异质性中P值来源于Q值。Q值为通过各研究数据得出的方差进行标准化后的结果，其真值服从自由度为$(k-1)$的卡方分布（k为纳入研究总数）。假如不存在研究间的差别，Q值即为随机误差。而P值为在$(k-1)$的卡方分布中，大于观察到的Q值的概率。$P < 0.05$，则认为合并的研究观察到的方差并非来自随机误差，即研究间存在显著异质性。

假如发现研究存在显著统计学异质性，需要进一步判断该分析结果是否有误。第一步，确保纳入标准、排除标准及数据的提取没有问题；第二步，尝试解释异质性。可以根据纳入文献的基本特征，猜想可能存在某种特征的差别使得各研究间疗效的评估有差别。另外，通过亚组分析，从统计学上考察不同亚组之间对疗效的估计是否有显著的差别；通过 Meta 回归，考察不同的因素是否可解释异质性的来源；通过敏感性分析，考察是否存在某些不确定的因素影响结果的评估。

尽管具有统计学异质性，研究间的差别只要不太大，就不会影响对结果的判断。可以利用 I^2 值判断异质性的大小是否可忽略。I^2 为纳入的各个研究真值（每个研究样本量无穷大时的值）间的差别占总体研究差别（包括了随机误差及真值间差别）的百分比。需要结合实际情况考虑真值间的差别与随机误差比例为多大，方为可接受的异质性。Cochrane 推荐 I^2 为 0 时可考虑无统计学异质性，I^2 为 0%～30% 时为低异质性，I^2 为 30%～60% 时为中度异质性，I^2 为 60%～100% 时为高异质性。

（7）评价分析结果的精确性

完成 Meta 分析后，可获得研究结果的估计值及可信区间。通过可信区间及样本量大小判断研究结果是否精确，即估计值及可信区间是否足以对研究问题下定结论。Meta 分析里二分类变量结局的无效值为 1（连续型变量的无效值为 0）。Meta 分析结果的 95% 置信区间跨过无效值，则该结果不够精确，不能对研究问题下定性结论。因为在系统评价 Meta 分析里只需要得到定性的结果判断有无，所以用的是无效值。然而面对临床问题，结果的判断更应是有、无临床意义。临床选择何种干预措施，除考虑临床结局外，还得考虑副作用、经济成本、可及性及患者意愿等，所以临床决策阈值与上述无效值可能不一致。以氯吡格雷与阿司匹林为例，假设 Meta 分析结果发现氯吡格雷比阿司匹林显著减低卒中风险，OR 值及其 95% 置信区间为 0.91（0.83，0.99）。依上述精确性的概念，因为其没有跨过无效值，该结果应该是精确的。然而，因为氯吡格雷较阿司匹林价格昂贵，以目前的价格，其相对于阿司匹林降低卒中风险至少 10%（举例）临床人员才愿意推荐氯吡格雷。此时 Meta 分析的结果包含决策阈值 0.90，所以研究结果仍然为不精确。

（8）评价样本量大小是否合适

小样本量研究可能存在抽样误差和不稳定性。小样本量的 Meta 分析只能分析所针对人群里的部分人群，而这部分人群可能与总人群在基线上或者结局上会有偏差，即预后不平衡。因此，当样本量不足以满足预后平衡时，尽管可信区间显示研究效果的评估为精确，该可信区间仍不可信，即研究结果仍不精确。另外，有些小样本研究是用于考察大样本研究是否有意义以及要进行大样本研究时的注意事项，如某些研究问题早期的初步研究。这些小样本研究可能不成熟，会导致研究结果不稳定。尽管利用这些研究得出的 Meta 分析结果显示为精确，但其结果的真实性需要谨慎考虑。针对样本量问题，可以考察系统评价总病例数是否达到具有充分检验效能的常规样本量试验所需要病例数，即考察是否满足最优信息样本量。最优信息样本量是由第一类误差的概率、第二类误差的概率、非暴露组发病率以及暴露因素引起的相对危险度估计值 4 个参数决定的。样本量的计算可参阅相关文献。

（9）评价 Meta 分析结果的倾向性

Meta 分析结果是否具有倾向性，可通过评价发表性偏倚考察。发表性偏倚指具有统计学意义结果或阳性结果的文献更可能被发表，体现在这类研究更易被快速、多次发表，在英文杂志、高影响因子杂志上发表，并更易被他人引用。对于系统评价，无统计学意义的、阴性的研究结果与具有统计学意义的、阳性的结果同样重要。因此，尽管已经确保 Meta 分析纳入的临床研究是目前可获得的所有相关临床研究，但是还需要考察是否存在某些研究因为无统计学意义或为阴性结果，没有被发表，导致未纳入进行分析，使得 Meta 分析有某种倾向性。

发表性偏倚的常见检测方法为绘制漏斗图。假设随着研究的样本量增加，研究的精确性增加，得到的估计值应该一致。在漏斗图中以研究的效应估计值为 X 轴，以标准误差（或研究的样本量）为 Y 轴，标准误差小研究的估计值应该是在标准误差最大研究估计值的两侧均匀分布，并且不超过某个范围。通过对漏斗图分布的不对称性进行简易判断，可初步分析偏倚的原因，判断是小样本量研究、低质量研究还是异质性大的研究引起的。

①是否为小样本研究引起的偏倚

小样本研究因其治疗效果估计值准确性低，所以它们的效应值分散宽广地分布在图形底部。假如某些小样本研究因其结局不理想而未被发表，则小样本研究结果偏向一侧，因而导致估计总效应值受影响。

相比于固定效应模型，小样本研究引起的发表性偏倚对随机效应模型的 Meta 分析结果影响更大，这是基于两种模型不同假设而导致的。在固定效应模型中，假设各个研究间的差异来源于样本误差，各研究在 Meta 分析中所占权重为组内方差的倒数。然而，在随机效应模型中，假设各个研究的差异来源于样本误差和各个研究间自身存在的异质性，各个研究所占权重为组内方差与组间方差之和的倒数。所以相较于固定效应模型，随机效应模型中的小样本研究权重更大，因而受小样本研究引起的发表性偏倚的影响更大。所以，对于存在小样本研究发表性偏倚的 Meta 分析，有必要做敏感性分析，考察随机效应模型与固定效应模型的结果是否有显著性差异，如有显著性差异，此 Meta 分析中应用随机效应模型可能是不合适的。

②是否为低质量研究引起的偏倚

低质量研究的效应量常不对称地分布在总效应量的周围。当把分布不均的低质量研究与高质量研究合并获得总效应量时，总效应量将受到低质量研究发表性偏倚的影响。低质量研究分布在高质量研究的另一侧，形成看似良好分布的漏斗图；低质量研究分布在高质量研究的同侧，形成不均匀的漏斗图。

此时可以在原 Meta 分析的基础上剔除低质量的研究以进行敏感性分析，将新的 Meta 分析结果与原 Meta 分析结果进行对比。原 Meta 分析包含了低质量研究的样本量，精确性高（更大的信息量）；新的 Meta 分析排除了低质量研究的偏倚，准确性高（更高的研究质量）。临床工作者需要结合这两点对干预效果进行综合判断。

③是否为异质性引起的偏倚

异质性对漏斗图对称性的影响来自多个方面，患者基线风险不一致为常见的异质性来源。例如在伴有冠心病的高脂血症患者中，降脂药改善终点结局全因死亡率将优于仅高脂血症患者。假如将仅基于伴有高危风险因素人群的小样本研究与基于普通人群的其他研究合并，可能因异质性导致漏斗图不对称。排除小样本量研究、低质量研究或是异质性较大研究引起的偏倚后，则考虑漏斗图不对称可能是由发表性偏倚引起的。

面对完成的 Meta 分析结果，首先需要回顾已完成的 Meta 分析结果，通过判断检索策略制定的合理性、数据库选择的全面性、文献筛选是否有纰漏等以评价是否纳入所有可获得的相关研究；其次，评估原始文献可能存在的偏倚对研究结果真实性的影响，并可从统计学异质性与非统计学异质性两个角度评价研究之间的异质性；然后，通过可信区间、决策值、样本量大小三个因素评估 Meta 分析结果的精确性；最后，可利用漏斗图分析是否存在发表性偏倚或其他偏倚，判断是否存在某种偏倚导致 Meta 分析结果具有不合理的倾向性。通过上述步骤，临床医生、科研人员和其他 Meta 分析的使用者可从不同角度系统地解释已获得的 Meta 分析结果。

五、GRADE分级与推荐

（一）国际证据分级与推荐体系发展及现状

证据分级与推荐是指根据证据的内、外部真实性等对证据进行评价分级，并根据评价结果形成不同的推荐意见以指导决策者进行实践。20世纪60年代的美国社会学家Campbell和Stanley首次提出证据分级，最初应用于教育领域。1979年，加拿大定期健康体检工作组（Canadian Task Force on the Periodic Health Examination，CTFPHE）据此提出了首个医学领域的证据分级体系。1986年，David Sackett基于以上体系提出了另一分级体系，将证据分为5个等级，又称"老五级证据"。该分级体系对RCT又进行了细分：有确定结果的大样本RCT为Ⅰ级证据；结果不确定的小样本RCT为Ⅱ级证据。此外，该体系根据分级结果提出3个等级的推荐强度，并随后进行了5次更新，形成了一套较完整的证据评价和推荐系统，供美国胸科医师学会（The American College of Chest Physicians，ACCP）指导抗血栓药物的使用。上述两个证据评价体系均较早提出"研究证据优于专家意见"的理念，成为循证医学发展的基础之一。

1992年，美国卫生保健政策研究所（Agency for Health Care Policy and Research，AHCPR，现名为Agency for Healthcare Research and Quality，AHRQ）提出了新的证据分级标准并应用于其制作的临床指南中。AHCPR将证据分为4级。2014年，AHRQ更新了证据分级体系，将证据等级分为高、中、低和不充分4个等级，每个等级均对证据总体进行评价，而非仅评价研究设计和证据类型。2014版AHRQ证据体系向临床医生、患者和决策者更好地解释了证据分级标准，便于决策者理解和临床应用。

1996年，英格兰北部循证指南制定项目（North of England Evidence Based Guidelines Development Project，NEEBGDP）发布了证据分级标准，将证据分为3个等级。其中，RCT、Meta分析和系统评价被共同列为最高等级证据；基于非对照研究或共识的建议被列为最低级证据。1998年，美国预防服务工作组（U.S. Preventive Services Task Force，USPST）发布了证据分级和推荐强度标准，该分级充分考虑了证据的质量。其中，适用于目标人群的设计良好、结果一致的研究证据为"优"；样本量、质量、一致性、适用性及间接性有缺陷的证据为"中"；样本量小、研究设计与方法有严重缺陷、研究结果不一致、适用性差、缺少重要结局指标的证据为"劣"。

2000 年，澳大利亚国家健康与医疗研究委员会（National Health and Medical Research Council，NHMRC）发布了其制定的证据分级标准，该标准仅针对 RCT、非 RCT 和病例报告，并未纳入临床经验和专家意见。其中，源自 RCT 的系统评价被列为最高级证据。同年，由 Bob Phillips 和 Chris Ball 领导的英国循证医学和临床流行病学专家组与 Cochrane 中心联合在英国牛津循证医学中心（Oxford Centre for Evidence-based Medicine，OCEBM）网站上发布了新的证据分级标准，又称"牛津标准"，是目前证据分级体系中较经典且广泛使用的标准。该体系首次根据治疗、预防、病因、伤害、诊断、鉴别诊断、预后、经济学和决策分析等研究方向不同提出证据的分类，并对每个分类给出了证据分级标准，使其具有更强的针对性和适用性。2001 年，苏格兰校际指南网络（The Scottish Intercollegiate Guidelines Network，SIGN）发布了更加详细的证据分级标准和相应的推荐强度。SIGN 将证据等级和推荐强度均分为 4 个等级，其中 RCT、Meta 分析和系统评价共同为最高等级证据，并根据其质量将其分为三个亚级，专家意见被列为最低等级。

（二）GRADE 分级与推荐简介

鉴于国际上证据分级体系多样且各有缺陷，导致临床医生无法在应用证据时迅速做出决策，19 个国家和国际组织于 2000 年共同建立了 GRADE 工作组。多位临床指南专家、循证医学专家、权威标准的制定者和证据研究者共同合作，系统分析当时的六大权威标准，力求制定出国际统一的证据分级和推荐意见强度标准。

GRADE 证据分级和推荐方法是由具有广泛代表性的国际指南制订小组制订，明确界定了证据质量和推荐强度，旨在清楚评价不同治疗方案的重要结局，广泛应用于干预性系统评价和治疗性临床实践指南领域，是当前最成熟的用于系统评价、卫生技术评估及临床实践指南中备选方案的证据质量评价和推荐强度评级的系统。在干预性研究中，针对偏倚风险、不一致性、间接性、不精确性、发表偏倚以及效应量大、剂量反应关系、混杂因素等条目对证据质量进行综合评估，对研究证据进行质量评价与推荐强度评级。对不同级别证据的升级与降级有明确、综合的标准，从证据到推荐全过程系统、结构化、透明。使用 GRADE 分级软件（GRADEprofiler3.6 软件，GRADEpro），可将各结局指标进行证据分级并创建结果总结表（Summary of Findings，SoF）和证据概要表（GRADE Evidence Profile）来清晰呈现标准化的结果。

GRADE 系统是对证据体（Evidence Body）的分级，而非单个研究的分级，这一点是 GRADE 系统区别于以往所有证据分级标准的最大不同。系统评价的目的之一是通过全面的检索和严格评价尽可能减少随机误差和系统误差，为决策者提供参考依据。然而，在 GRADE 系统产生之前，系统评价制作者主要对纳入的单个文献进行质量评价，并对同质研究进行合并，在对合并后的结果进行解读时，由于没有综合考虑总的证据质量，故下结论时可能存在偏颇和误导。

如果在系统评价中不使用 GRADE 分级，则有可能遗漏除研究的偏倚风险以外的其他影响证据的因素；无法给出总的证据质量级别；不同的系统评价制作者可能对同一证据质量采用不同的评价标准和表述方法，不利于系统评价结果的传播和利用，由于时间有限和无法获取全文，临床医生会根据系统评价论文摘要中的结论指导临床实践，使用这样的摘要结论极易对临床实践造成误导。同时，GRADE 系统聚焦临床干预措施疗效的证据质量等级、干预措施的利弊分析、患者的意愿价值偏好以及资源消耗分析 4 个方面的因素，在此基础之上，由临床医师做出最终决策，整个流程公开、透明、严密，充分体现了循证医学的理念。GRADE 系统的制订成为证据发展史上的里程碑事件。

例如基于 GRADE 系统方法学，能有效揭示乳腺癌术后患者非药物补充替代医学证据体系的循证推荐的关键特征，从而引导各个专科病种能规范、高效地建立补充替代疗法临床试验防治证据数据库，能够对非药物补充替代体系诊疗经验的高效传承、知识发现、指南制订、循证证据转化应用发挥积极推动作用，为循证补充替代医学临床指南的制订数据库提供了高级别证据，对提升在补充和替代医学研究的质量以及结果的实用性和公认度方面具有重要的价值。

基于 GRADE 证据分级和推荐系统，评价证据质量、推荐强度和不同治疗方案的重要结局。使用 GRADE 系统结果总结表（Summary of Findings）、证据概要表（GRADE Evidence Profile）将结果分为关键结果、重要而非关键结果以及重要性有限的结果三类，用 1～9 的数字给结果赋值来区分重要性。证据被收集和汇总后，应用 GRADE 分级与推荐系统来挖掘影响证据体质量的因素，包括研究设计、偏倚风险、不精确性、不一致性、间接性及效应量大小。对五种可导致证据质量下降的因素（局限性、不一致性间接性、不精确性和发表偏倚），三种可提升证据质量的因素（效应值很高、可能的混杂因素和剂量-效应关系）进行分级与推荐。

（本章作者：潘元青、梁海乾）

第三章　国内部分循证心理健康数据库研究

国家知识基础设施（National Knowledge Infrastructure，NKI）的概念由世界银行《1998年度世界发展报告》提出。1999年3月，世界银行提出全面打通知识生产、传播、扩散与利用各环节信息通道的目标，打造支持各行业知识创新、学习和应用的交流合作平台，在此背景下，中国知网启动了中国知识基础设施工程（China National Knowledge Infrastructure，CNKI），得到了全国学术界、教育界、出版界、图书情报界的大力支持和密切配合。

CNKI知识传播建设及其产业化运作机制，为我国知识资源的高效共享提供了丰富的知识信息资源与数字化学习平台，为知识资源生产出版部门创造了互联网出版发行的市场环境与商业机制，为促进教育、科技、文化、出版等事业发展提供了大有可为的信息网络空间。CNKI 1.0是在建成《中国知识资源总库》基础工程后，从文献信息服务转向知识服务的一个重要转型，目标是对接特定行业领域知识需求，进行系统化和定制化知识组织服务，构建基于内容内在关联的"知网节"，并进行基于知识发现的知识单元及其关联关系挖掘，代表了中国知网服务知识创新与知识学习、支持科学决策的产业战略发展方向。在CNKI 1.0基本建成以后，中国知网充分总结近五年行业知识服务的经验、教训，以全面应用大数据与人工智能技术、打造知识创新服务为新起点，CNKI工程跨入了2.0时代。CNKI 2.0将提供整合知识架构服务，深化到与各行业知识创新的过程，通过更为精准、系统、完备的显性知识管理，以及嵌入工作与学习具体过程的隐性知识管理，提供面向问题的知识服务和激发群体智慧的协同研究平台，其主要标志是建成"世界知识大数据（WKBD）"，进行知识服务协同创新、协同学习、启动"百行知识创新服务工程"，全方位服务中国世界一流科技期刊建设及共建"双一流数字图书馆"，该数据库目前加载丰富的精神与心理卫生数字化专业文献资源，成为中国乃至全球范围内高质量文献资源平台之一。本章将重点在部分精神卫生与心理健康领域展开基于CNKI数据库的热点研究分析。

一、CNKI数据库国内大学生心理干预相关研究的文献计量结果与分析

（一）数据来源与处理

基于CNKI数据库进行文献检索，纳入随机对照研究（Randomized Controlled Trials，RCT）、队列研究、对照研究，对国内高校大学生心理干预研究文献进行可视化定量分析。中文检索词为：大学生、高校学生、高职学生、心理干预、心理治疗、心理咨询、认知行为治疗、内观治疗、正念减压治疗、积极心理疗法、图式治疗、森天疗法、家庭治疗、精神动力治疗、人本主义疗法、萨提亚家庭疗法、团体治疗、艺术治疗（绘画治疗、沙盘游戏治疗、音乐治疗、舞蹈治疗、诗歌治疗、心理剧、表达性艺术团体治疗）、心理辅导、指南、共识、随机对照研究、队列研究、对照研究。

英文检索词为：psycho* therapy, psycho counsel*, psychotherapy, Psychotherapy, mind-cure, mental healing, Psychology Therapy, psychogenic therapy; Psycho-therapy, Psycho Therapy; mental intervention, psychological intervention, psychological treatment, psychological therapy, Psychological intervention, mental intervention, psychological intervention, psychological advice, psychological consult, psychological counselling, psychological consultation, psychological counseling, consultation, mental counseling, consulting psychology, psychological guidance, psychological tutorship, psychological service, guide, guidelines, handbook, manual。

cognitive behavioral therapy, naikan-based therapy, naikan therapy, Mindfulness-based stress reduction therapy, MBSR, positive psychotherapy, schema therapy, family therapy home treatmen, psychodynamic therapy, humanistic therapy, satir family therapy, group therapy, art therapy（painting treatment, sandplay therapys, music, dance, poetry therapy treatment, psychological drama, expressive art group therapy）。

academician, college student, university student, undergraduate students; guidelines, consensus, randomized controlled studies, cohort studies, controlled studies。

（二）CNKI数据库文献发文量分析

基于CNKI数据库已发表的国内大学生心理干预相关研究的文献，检索时间截至2021年10月，对文献进行筛选，剔除相关会议通知、新闻报道、书讯等非学术性不相关文献，中文CNKI数据库中共检索到心理干预相关文献18793篇。对检索到的外文文献进行筛选，获得10826篇心理干预相关的横断面对照研究文献，包括1201篇观察性对照研究、5728篇综述和1053篇硕、博士研究生学位论文。论文数量从2003年的144篇增加到2008年的1231篇。CNKI数据库中国内心理干预研究领域文献数量的总体呈现持续上升趋势，1990—2021年间共收录心理干预相关文献1228篇。2004—2021年国内心理干预领域的发文量整体呈增长的发展趋势，2009年达到第一个高峰期，共计发表1199篇；近15年来我国在心理干预领域的研究文献发表数量进入了快速发展的稳定阶段（见图3-1）。

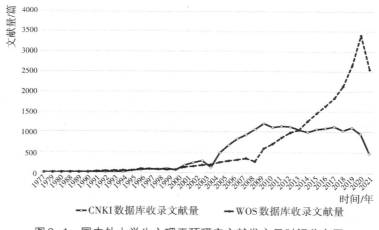

图3-1 国内外大学生心理干预研究文献发文量时间分布图

国外文献数据以Web of Science（WOS）核心合集数据库为检索来源，检索时间跨度为1990—2021年，获得有关心理干预相关的横断面对照研究23971篇文献。WOS数据库中心理干预研究文献数量处于总体均衡上升的趋势，2009—2013年时间区间出现第一高峰，文献数量由590篇飙升到1440篇。2013—2020年文献数量激增，并且在2020年达到第二个高峰，表明国外在心理干预相关研究领域仍处于较快的发展阶段，心理干预研究内容和深度也进一步加深（见图3-1）。

近20年来，我国学者对大学生心理危机相关研究领域的中文文献数量总体呈现波动上升趋势（见图3-1）。该领域从2008开始发文量达到年发文量顶峰151篇，提示该领域的研究得到快速发展，相关的心理危机理论建构、定量研究与定性研究、调查与对策研究、预测与对照干预研究、系统评价等领域的发文量整体快速增长，自2017年，文献数量总体呈现下降趋势，说明此时间段该领域内研究热度较前略消减但已有较稳定的研究基础。

（三）艺术治疗对大学生心理状况的系统评价与Meta分析

艺术治疗已被证明是现今广义心理治疗学领域中行之有效的心理干预形式，因其发挥着重要的身心保健和精神康养作用，在减轻或消除负面情绪症状、唤醒自我潜能、矫正不良行为等心理与行为障碍的康复治疗方面有积极疗效，备受高校教师、心理咨询师、心理治疗师和康复治疗师等专业人群的青睐。英国艺术治疗师协会（British Association of Art Therapists，BAAT）对其定义为"一种使用艺术媒体的心理治疗形式，由训练有素的艺术治疗师进行实践，旨在治疗目标个体的低水平情绪与行为状况、增强自我表达的心理干预方法，强调治疗中的创造性治愈效果，以期提高目标干预个体主观幸福感和生活质量"。

近年来，艺术治疗作为心理干预治疗大学生的心理障碍，越来越受到关注，相关临床研究文献也越来越多。但迄今为止，尚未见到运用循证医学的方法对艺术治疗辅助治疗大学生心理障碍的效果进行研究评价。本研究采用Cochrane系统评价方法，针对艺术治疗辅助治疗大学生心理障碍的效果进行评价，以期为心理干预辅助治疗大学生患者心理素质的临床实践提供科学依据。

1.研究类型和对象

随机对照研究（RCT）、队列研究、对照研究。大学生，中文文献，纳入研究对象已接受过大学生艺术治疗包括：绘画治疗、沙盘游戏治疗、音乐治疗、舞蹈治疗、诗歌治疗、心理剧治疗、表达性艺术团体治疗。

2.干预措施和结局指标

干预措施：艺术治疗（绘画治疗、沙盘游戏治疗、音乐治疗、舞蹈治疗、诗歌治疗、心理剧治疗、表达性艺术团体治疗）。对照类型：空白等待对照组、常规心理教育。主要结局指标：情感功能、社会功能、躯体功能。

3.排除标准

（1）不符合艺术治疗纳入标准患者；（2）非在校大学生艺术治疗个案；

（3）临床明确诊断的精神障碍或服用精神药物；（4）其他心理干预与治疗。

4. 文献检索、资料收集和质量评价

以"绘画治疗、沙盘游戏治疗、音乐治疗、舞蹈治疗、诗歌治疗、心理剧治疗、表达性艺术团体治疗、艺术治疗、随机对照试验、随机、对照治疗、队列研究、干预治疗；painting therapy，sandplay therapy，music therapy，dance therapy，poetry therapy，psychodrama，expressive art therapy，group therapy，art therapy，randomized controlled trials，trials，cohort studies，cased-control studie"为中英文检索词，计算机检索中国学术期刊网络出版总库、中文科技期刊数据库、中国生物医学文献数据库、万方数据期刊论文资源、中国科学引文数据库、学位论文数据库、中国博士学位论文全文数据库、中国优秀硕士学位论文全文数据库、万方数据学位论文资源，检索时间均截至2021年2月。

2名评价者独立进行基于以下特征的随机对照试验信息提取：作者名称、发表时间、被试平均年龄、样本含量、艺术治疗疗法基本方案、对照组设置和结局指标。根据Cochrane协作网提供的风险偏倚评估手册质量评价标准和CONSORT 2010清单，由2名评价者独立评估纳入研究的方法学质量特征。2名研究者交叉核对，如有分歧通过讨论或由第3方解决。

5. 统计学处理

数据录入采用Excel2010，数据处理采用Stata软件（版本10.0）。对提取的数据采用标准化均值差（Standardized Mean Difference，SMD）进行统计分析。效应量均以95%置信区间表示，检验水平$\alpha = 0.05$。根据综合效应量对Meta分析统计模型进行加权。采用卡方检验分析异质性。I^2用于评价异质性的大小。当$I^2 < 50\%$时，采用固定效应模型估计联合效应大小。如果$I^2 > 50\%$，则分析可能的异质性来源，如果异质性的来源仍然无法确定和处理，则使用随机效应模型估计联合效应量。

将纳入研究的结果指标合并进行效应量分析，采用总体参数的95%置信区间估计，采用u检验假设。P值为显著性差异，$P < 0.05$表示纳入研究的联合效应量差异有统计学意义。采用Meta分析森林图对综合效应量结论进行评价。

6. 文献检索结果

共计检索到5371篇文献，EndNote X 4文献管理软件查重后获得文献224篇，通过查看文献题目和摘要排除明显不相关和重复的文献获得45篇相关文献，二次查重后，阅读可能符合标准的18篇文献全文，最终纳入13个RCT，共503例研究对象。

7. 纳入研究特征质量评价

艺术治疗方法包括绘画、舞动、音乐、心理剧、黏土、卡牌、沙盘等艺术治疗形式。对照措施有健康教育组和空白教育组。纳入文献特征及结果描述见表3-1。

质量评价标准：《团体归属感问卷》（GBQ）；《积极情感消极情感量表》（PANAS）；交流恐惧自陈量表（PRCA-24）；90项症状清单（SCL-90）；罗森博格自尊量表（SES）；田纳西自我概念量表（TSCS）；自我接纳问卷（SAQ）；自我和谐量表（SCCS）；抑郁症状自评量表（SDS）；流调中心抑郁量表（CES-D）；沙盘游戏分类清单（SCC）；自我效能感量表（SES）；大学生情绪量表。

纳入的13篇研究均为对照研究，未描述是否使用分层隐藏和盲法，13篇研究存在不完整资料报告，所有研究均未描述选择性结果报告结果和存在其他偏倚的质量评价。

8. Meta分析结果

7个研究间同质性较好（$P=0.2$；$I^2=29.1\%$）。合并结果表明，与对照结果相比，艺术治疗明显改善了大学生的抑郁状况（SMD-0.49；95% CI-0.69，0.29；$P=0.00$）。结果见图3-2。

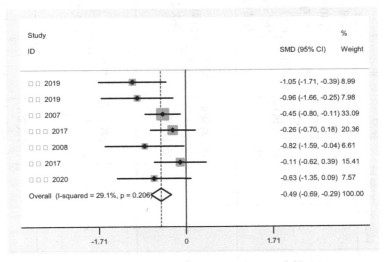

图3-2 艺术疗法对抑郁状态的Meta分析

表 3-1 纳入文献特征及结果描述

纳入研究	样本量		基础心理状况	干预形式	干预频次与时限	干预方案	对照组	结局指标评估结果描述
	试验组	对照组						
黄皎 2019	20		轻度社交障碍、焦虑、强迫、抑郁、敌对、偏执状	团体心理辅导	每周1次,每次100 min。包括进行热身活动(15 min)、主体活动(60 min)和分享总结(25min)	设计6个主题;以表达性艺术治疗的理论为依据,采用绘画、舞动、音乐、心理剧	通识性心理健康教育	人际交流恐惧明显缓解(PRCA-24)(P<0.01),心理功能、躯体功能得到明显改善(SCL-90)(P<0.01)
翁洁 2019(Ⅰ)	44	48	高心理防御状态、人际交往敏感感	团体心理辅导	10周,每周1次,每次2 h	设计6个主题;表达性艺术治疗;艺术性媒介(黏土、舞动、卡牌、绘画)	空白对照	团体归属感增强(GBQ)(P<0.01),人际交流恐惧明显缓解(PRCA-24)(P<0.01),自尊感提升(SES)(P<0.01),社交焦虑明显缓解(社交焦虑量表)(P<0.01)
翁洁 2019(Ⅱ)	8		高心理防御状态、人际交往敏感感	团体心理辅导	10周,每周1次,每次2 h	设计6个主题;表达性艺术治疗;艺术性媒介(黏土、舞动、卡牌、绘画)	未提及	团体归属感增强(GBQ)(P<0.01),人际交流恐惧明显缓解(PRCA-24)(P<0.01),自尊感提升(SES)(P<0.01),社交焦虑无缓解(社交焦虑量表)(P>0.05)
田姚 2019	10		学习效果不佳、学习动机减弱、情绪低落	团体心理辅导	每周1~2次,每次2~3 h,共6次	表达性艺术绘画团体,交流家庭作业,情绪管理	未提及	学习效果提升(学习状况调查问卷)(P<0.05),低落情绪明显缓解(大学生情绪量表)(P<0.05)

续表3-1

纳入研究	样本量		基础心理状况	干预形式	干预频次与时限	干预方案	对照组	结局指标评估结果描述
	试验组	对照组						
张雯 2007	66	66	情绪低落、自我评价低	团体心理辅导	12周，每周1次，每次90 min	舞动心理干预	空白对照	自我评价水平明显提升（田纳西自我接纳量表）（$P<0.05$），积极自尊提升（自我接纳问卷）（$P<0.05$），焦虑敌对感缓解（SCL-90）（$P<0.05$）
杨柳 2019	11	10	自我效能感低、手机成瘾	团体心理辅导	6周，每周1次，每次90 min	曼陀罗绘画干预、音乐冥想干预	空白对照	情绪调节自我效能感提升（PANAS）（$P<0.00$）
巩丽群 2008	14		自我接纳程度低、情绪低落	团体心理辅导	8周，每周1次，每次90 min	绘画疗法、橡皮泥游戏	未提及	自我接纳提升（SAQ）（$P<0.05$），自我和谐（SCCS）和自尊提升（SES）（$P<0.05$），负性情绪缓解（SCL-90）（$P<0.05$）
王晨光 2017	12		情绪低落、自我评价低	团体心理辅导	4周，每周1次，每次120 min	绘画艺术疗法	空白对照	抑郁症状无改善（SDS）（CES-D）（$P<0.05$），房-树-人绘画测验、团体成员自我评价无显著性差异（主观评价量表）（$P>0.05$）

续表3-1

纳入研究	样本量		基础心理状况	干预形式	干预频次与时限	干预方案	对照组	结局指标评估结果描述
	试验组	对照组						
卢勤2017	32	32	情绪低落、行为叛逆、易激惹	团体心理辅导	2周，每周2次，每次120 min	绘画艺术疗法、悲伤辅导	空白对照	情绪状况无显著性改善（SCL-90）（P>0.05）
邓彩艳2019	8	8	自我和谐水平比较低、自我评价低	团体心理辅导	8周，每周2次，每次90～120 min	曼陀罗绘画心理干预	空白对照	积极情绪提升（SCL-90）（P<0.05），自我灵活性无显著改善（SCCS）（P>0.05）
赵悦月2016	30	23	偏执倾向、易激惹	团体心理辅导	12周，每周1次，每次90 min，	沙盘游戏	空白对照	偏执倾向明显改善，开放性明显增加（SCC）（P<0.05），自我成长无显著改善（沙盘治愈主题评估）（P>0.05）
张喆2020	14		自我效能感低、自我评价低	团体心理辅导	10周，每周2次，每次60 min，	照片艺术治疗	未提及	自我效能感提升（SES）（P<0.05）
侯庆嵩2020	15	16	听力障碍大学生、自卑、焦虑、人际交往障碍、自我接纳差	团体心理辅导	8周，每周1次，每次90 min	绘画艺术疗法	未提及	负性情绪与行为状况改善（SCL-90）（P<0.05）

8个RCT研究间存在异质性（*P*=0.0；*I²*=73.4%）。合并结果表明，与对照结果相比，艺术治疗没有缓解大学生的焦虑情绪程度（SMD-0.21；95% CI-0.59，0.16；*P*=0.26）。结果见图3-3。

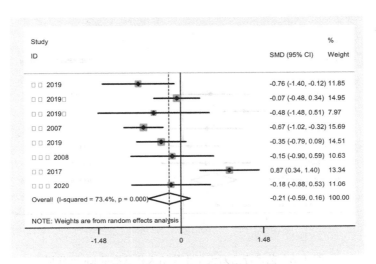

图3-3 艺术疗法对大学生焦虑状态的Meta分析

6个RCT研究间存在异质性（*P*=0；*I²*=82.6%）。合并结果表明，与对照结果相比，艺术治疗缓解了大学生的敌对情绪与行为（SMD-0.62；95% CI-1.18，-0.06；*P*=0.02）。结果见图3-4。

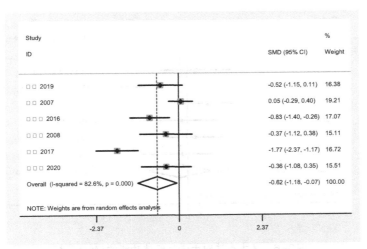

图3-4 艺术疗法对大学生敌对情绪与行为状态的Meta分析

5个RCT研究间存在异质性（*P*=0.07；*I*²=53.8%）。合并结果表明，与对照结果相比，艺术治疗显著改善了大学生的偏执人格（SMD-0.49；95% CI-0.86，-1.12；*P*=0.00）。结果见图3-5。

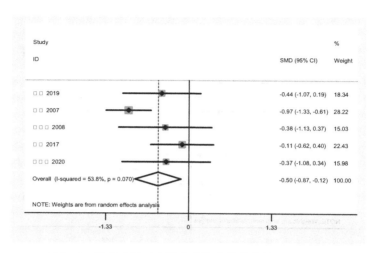

图3-5　艺术疗法对大学生偏执人格状态的Meta分析

6个RCT研究间存在异质性（*P*=0.0；*I*²=84.8%）。合并结果表明，与对照结果相比，艺术治疗未能改善大学生的躯体功能状况（SMD 0.12；95% CI-0.43，0.68；*P*=0.66）。结果见图3-6。

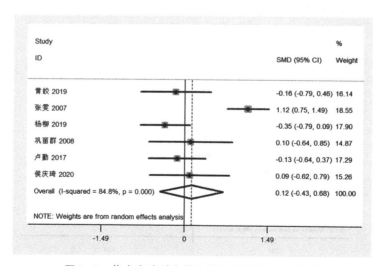

图3-6　艺术疗法对大学生躯体功能的Meta分析

4个RCT研究间同质性较好（*P*=0.12；*I*²=47.80%）。合并结果表明，与对照结果相比，艺术治疗未能提升大学生的团体归属感（SMD 0.04；95% CI-0.39，0.48；*P*=0.84）。结果见图3-7。

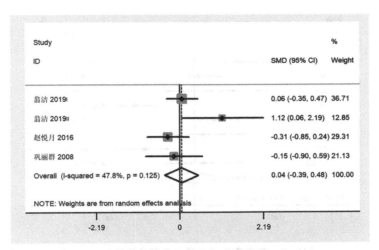

图3-7　艺术疗法对大学生团体归属感的Meta分析

4个RCT研究间同质性较好（*P*=96；*I*²=0%）。合并结果表明，与对照结果相比，艺术治疗治疗组显著改善了大学生的自信心（SMD 1.26；95% CI 0.95，1.57；*P*=0.00）。结果见图3-8。

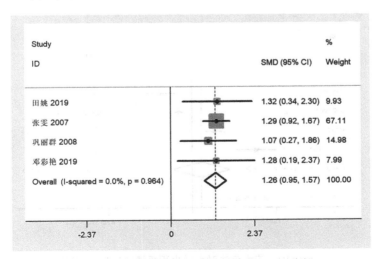

图3-8　艺术疗法对大学生自信心的Meta分析

8个RCT研究间存在异质性（*P*=0.00；*I*²=85.2%）。合并结果表明，与对照结果相比，艺术治疗治疗组未显著改善大学生的自尊意识（SMD 0.03；95% CI-0.47，0.53；*P*=0.91）。结果见3-9。

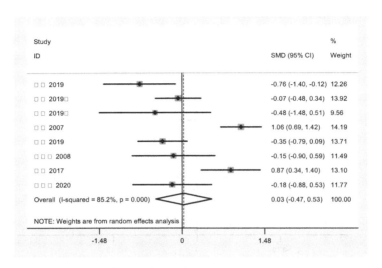

图3-9　艺术疗法对大学生自尊意识的Meta分析

7个RCT研究间存在异质性（*P*=0.0；I^2=96.8%）。合并结果表明，与对照结果相比，艺术治疗对大学生的积极情绪影响没有差异（SMD-0.53；95% CI-0.29，1.22；*P*=0.54）。结果见图3-10。

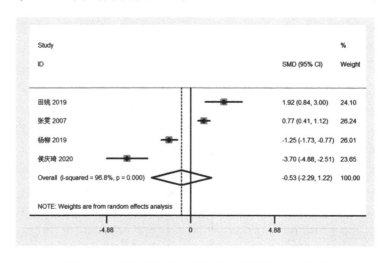

图3-10　艺术疗法对大学生积极情绪的Meta分析

艺术被认为是最早的文化交流形态之一，可以追溯到古代的洞穴艺术，甚至在此之前，艺术疗法就被用于道德强化和精神分析。时至今日，艺术疗法逐渐被越来越多的专业领域认可，其对干预群体非言语性心理治疗的特质，已经成为补充替代医学重要的作用途径之一。艺术疗法引导当事人对自我人格特性、心智发展倾向以及内心冲突与压力源进行反思和释放，探索自我导向的潜能，从而达到静心流智、稳定情绪，减轻或消除负面感受，协助个体获得身心平衡温和的治愈效应。

现有的研究证据表明，艺术治疗可以促进交流，增强个体自尊，舒缓情绪，增效行为，尽管如此，很难量化艺术疗法的干预效果，这也是相关领域研究者一直以来不断推进艺术治疗循证依据的重要方向。

在我们的Meta分析中，艺术治疗有利于大学生心理与行为健康，对大学生自信心的建立也表现出了积极效果。然而，方法上的缺陷限制了这些发现的有效性。如合格研究的样本量较小，对于足够的样品量，样本量的估算不清。其中，只有一项实验研究的研究对象为听障大学生，我国高校缺乏高质量的随机对照研究也阻碍了研究结果的有效性。

此外，艺术治疗师在咨询、婚姻与家庭治疗、艺术、教育、社区工作、创造性表达等领域拥有广泛的工作空间。然而，在纳入的研究中，所有纳入研究未报告艺术治疗活动方案设计的标准，所有研究均未报告实施者是否接受过专业的艺术治疗培训。纳入研究中随机性或分配隐蔽甚少被提及，艺术治疗从业人员的专业知识、艺术治疗干预方案（频率、强度、内容和持续时间）不一、对照组设置以及大学生基础生物与社会学特征的异质性等，均会影响结论的可靠性。

近年来，艺术治疗以其先进的理念、科学的方法和温和的干预证据深刻地影响着受惠个体心理卫生水平与精神健康结局，作为传统文化的瑰宝，艺术治疗以其积厚流光、博大精深，蕴涵多种价值功能，从生理、心理以及社会文化等各个方面，逐渐显示出对大学生心理健康积极的干预影响，未来，进一步加强艺术治疗循证干预效果和作用机制的研究，具有重要的现实意义和实用价值。

艺术治疗对在校大学生的心理结局、生活质量及情绪习惯行为症状的作用与影响尚不明确，高校艺术治疗环境、大学生的艺术沟通表达能力、语言交流水平、不同艺术治疗亚类的标准化实施指南等干预要素均需要进行进一步的研究。未来的研究可能针对充足的样本、不同的艺术形式和长期的随访、详细的社会人口学信息、艺术治疗中介变量以及艺术治疗调节变量等。

二、国内外心理干预研究相关CiteSpace方法学热点分析

（一）部分心理干预横断面研究关键词共现分析

计算机检索中外文数据，检索时间截至2021年10月，数据库包括：中国知网（China National Knowledge Infrastructure，CNKI）（1977—2021）、PubMed（1966—2021）、Web of Science（WOB）（1977—2021）、Cochrane Library（1977—2021）、National Institute for Health and Care Excellence（NICE）（1977—2002）、国际指南协作网（Guideline International Network，GIN）（1977—2021）。我国学者对大学生心理危机相关研究领域的中文文献检索时间为2000—2021年。

利用CiteSpace V软件对纳入的10826篇文献依据共被引关系进行聚类分析，对纳入文献关键词、研究机构、被引文献进行频次分析。由于纳入文献较多，软件参数设置阈值如下：时间跨度为1974—2021年；时间切片（term slicing）为每2年1个切片；术语来源（term source）选择"标题（title）""摘要（abstract）""作者关键词（author key words）""补充关键词（keyword plus）"。节点类型（node types）设置："作者（author）""研究机构（institution）""关键词（keywords）"；筛选标准（selection criteria）为设置阈值（thresholds），其中文献最低被引频次（c=3，2，20）；切片内共被引频次（cc=4，3，20）；文献共引系数（ccv=5，3，20），将筛选后文献数据纳入CiteSpace V软件分析，剪枝方式（pruning）选择关键路径网络法（pathfinder）。在进行聚类分析时，从施引文献标题中提取名词短语（noun phrase）命名，聚类标签按照似然比（loglikelihood Ratio，LLR）算法排序，采用剪影（silhouette）分析聚类文献相似度。

以大学生抑郁症心理干预横断面研究为例，选择"关键词"为检索条件，分别以"大学生，高校学生，高职学生；抑郁症、抑郁状态、抑郁障碍；影响研究，效果评价，干预研究，干预效果；以及depression；Depression；depressive disorders；depressive disorder；depressive illness；depression disorder；depressive；depression syndromes"为检索词，检索模式设定为"精确"，共得到相关文献8920篇。剔除重复发表文献、会议信息、书讯、会议短讯、报刊、科普短讯、人物介绍等与抑郁症研究热点无关的文献8806篇，共得到有效文献114篇。节点选择Keyword（关键词），生成358个节点和750条连线的国内心理

干预研究关键词共现网络图谱（见图3-11）并绘制国内心理干预研究领域高频关键词分布表（表3-2），其网络密度为0.0117，$S=0.6755$，$Q=0.66$。

表3-2　国内高校大学生抑郁症横断面研究高频关键词一览表

序号	频次	中心性	关键词
1	156	1.18	抑郁症
2	160	0.44	体育疗法
3	4	0.07	心理健康教育
4	4	0.05	心理危机
5	21	0.04	大学生抑郁
6	16	0.03	心理健康
7	12	0.03	随机对照试验
8	9	0.02	大学生自杀率
9	6	0.03	心理干预
10	5	0.02	心理咨询

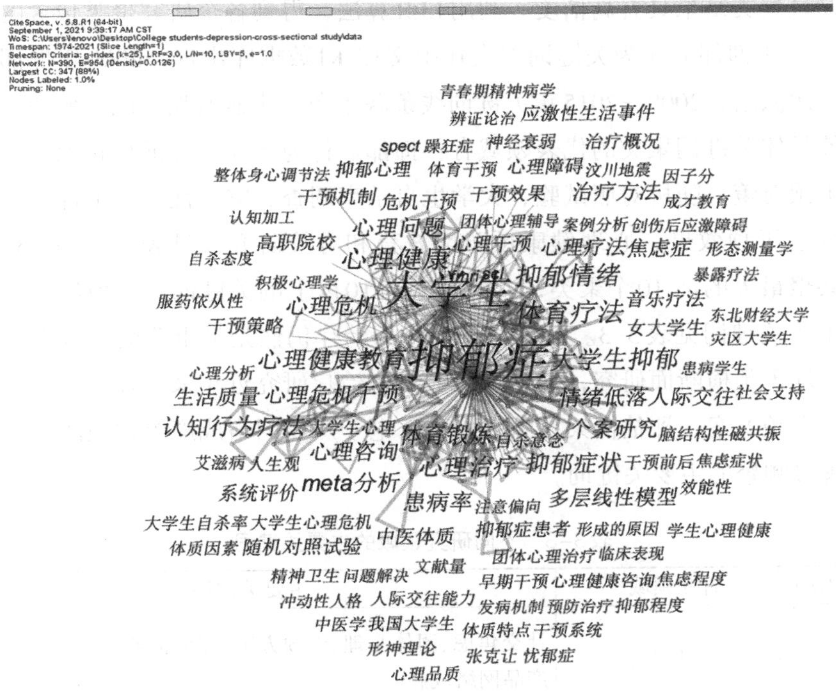

图3-11　国内高校大学生抑郁症横断面研究关键词共现网络图谱

从图3-10和表3-2可见，抑郁症、体育疗法、心理健康教育、心理危机、大学生抑郁、心理健康、随机对照试验、大学生自杀率、心理干预是大学生抑郁症心理干预横断面研究领域的核心关键词，共现数量分别为156次、160次、4次、4次、21次、16次、12次、9次和6次。由此可见，我国大学生抑郁症心理干预横断面研究分为以下主要主题：大学生抑郁症人群预防性心理健康教育与干预、心理危机筛查、定性和定量干预研究、大学生心理素质教育的理论建构和对策研究、高校学生工作危机干预应急响应质性研究、重度抑郁症自杀风险因素评估以及大学生的社会人口学评估与分析。

（二）部分心理干预横断面研究关键词聚类分析

聚类分析作为一种探索性的数据挖掘技术，用于分析和确定重要的主题、内容和演变趋势。文献共引聚类分析可以有效地将大量相似的研究文献归入一个单一的知识单元，进而客观地反映每个知识单元的主要内容。用 CiteSpace V 对纳入文献按照关键词共引聚类分析排序，共获得 Node=390，Link=954，Density=0.0126，ModularityQ=0.5976（>0.3），说明聚类显著，Sihouette=0.8837（<0.5），说明聚类同质性良好。上述结果说明得到的关键词聚类网络社团结构显著，且聚类结果具有高信度。利用 LLR 算法，得到各个研究聚类包含的关键词。1998年抑郁症作为关键词首次在中文 CNKI 数据库出现，2000年抑郁症关键词频次激增，2009—2015年关键词线条联系密度明显增强，该领域的主题聚类标签具体关键词聚类的代表领域有：抑郁症行为治疗、抑郁症状识别、心理危机干预对策、随机对照试验、大学生自杀率调查、灾害性应急事件、情绪认知研究、干预效果、心理健康预防性教育和对策研究（见表3-3、图3-12）。选择共聚最大的前10个聚类，共现频次为10以上的关键词，每项研究领域包括的主要关键词见表3-3。抑郁症认知行为治疗仍然是最重要的我国大学生抑郁症心理干预横断面研究，抑郁症认知行为治疗研究近年来在社交焦虑、团体心理、干预方案、评估框架、睡眠障碍、电子产品网络成瘾等领域的研究主题是出现最频繁的主要关键词。

表3-3　不同研究领域的主要关键词

聚类 ID	研究领域	主要关键词
#0	抑郁症行为治疗	社交焦虑、团体心理、干预方案、评估框架、睡眠障碍、电子产品网络成瘾

续表3-3

聚类ID	研究领域	主要关键词
#1	抑郁症状识别	焦点解决短程治疗模式、链式中介效应、案例分析
#2	心理危机干预	非自杀性自伤、网络环境、网格化干预、不良网贷
#3	随机对照试验	系统评价与Meta分析、流行病学、网状Meta分析、质性研究、循证实践
#4	大学生自杀率	抑郁量表、成因分析、症状自评量表
#5	灾害性应急事件	心理援助、生命质量、疫情防控
#6	情绪认知	积极心理品质、情绪脱敏、注意加工、经颅直流电刺激、失匹配负波
#7	干预效果	舍曲林、心理韧性、反刍思维、叙事治疗、中医心理疗法、沙盘治疗、音乐疗法、团体心理干预
#8	心理健康预防性教育	干预服务、协同育人、生命教育、心理疾病污名
#9	调控对策	大数据、朋辈心理、心理资本、校园稳定

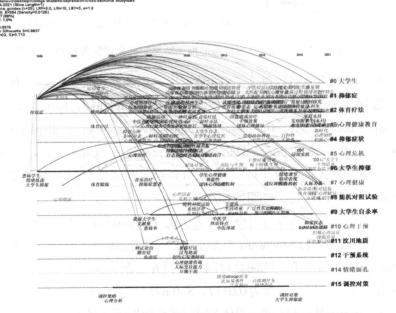

图3-12　国内高校大学生抑郁症横断面研究共引聚类分析时间演进图

表3-4　CNKI数据库英文抑郁症指南与共识研究高频关键词一览表

序号	频次	中心性	关键词
0	47	0.74	depression（抑郁症）
1	15	0.28	depressive disorder（抑郁障碍）
2	25	0.21	guideline（指南）
3	14	0.28	depressive disorder（抑郁障碍）
4	22	0.20	clinical practice guideline（临床实践指南）
5	14	0.18	antidepressants（抗抑郁剂）
6	11	0.13	systematic reviews（系统评价）
7	6	0.07	practice guideline（实践指南）
8	3	0.04	adolescent（青少年）
9	3	0.04	treatment guideline（治疗指南）
10	2	0.04	tricyclic antidepressants（三环类抗抑郁药）

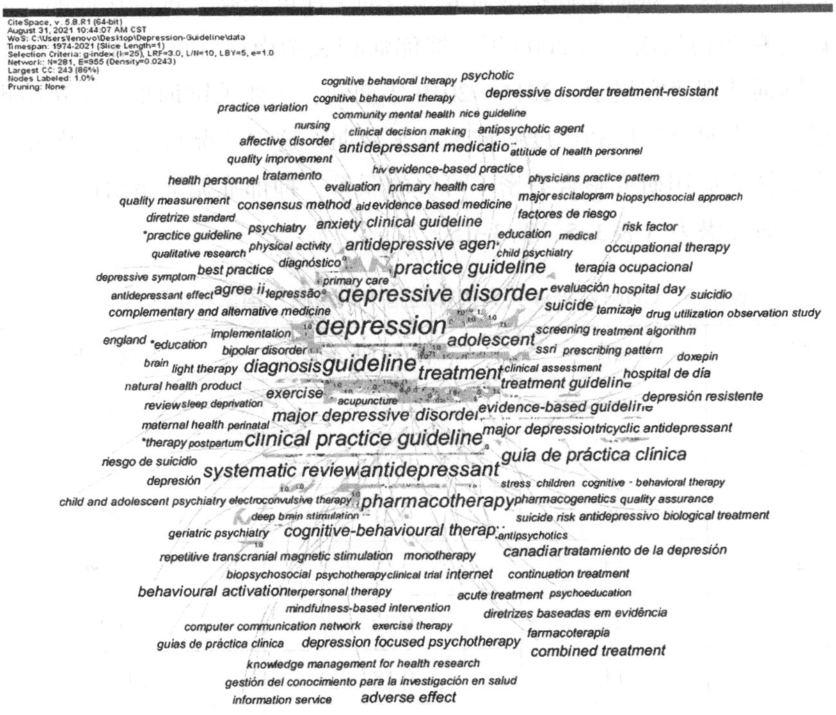

图3-14　CNKI数据库英文抑郁症指南与共识研究关键词共现网络图谱

disorder""guideline""depressive disorder""clinical practice guideline""antide-
pressants systematic reviews""practice guideline""adolescent treatment guideline"
以及"tricyclic antidepressants"等。选择共聚最大的前10个聚类，共现频次为
10以上的关键词。综合分析关键词的中心性和频次，CNKI数据库英文抑郁症
指南热点研究领域主要抑郁症药物治疗的一般建议，包括自杀风险、急性期治
疗、持续和维持期、停药问题；药物治疗的适应症、部分反应或无反应的患者
的治疗评估、治疗反应、组合或药物增敏剂、抑郁症亚型的指南注册性研究问
题以及随访研究。

（四）CNKI数据库部分英文心理干预循证指南研究趋势聚类分析

自1989年英文抑郁症相关指南研究首次在CNKI数据库出现以来，发表量
都呈波动发展状态，英文抑郁症关键词研究视野不断拓宽，线条联系密度明显
增强。近20年主题聚类标签关键词代表领域有治疗抑郁症等循证系统评价、药
物治疗指南、互联网健康技术评估。从时间演进和发表量看，美国、加拿大、
德国、澳大利亚以及英国等国家是抑郁症相关指南研究的高产国家，纽约、安
大略是高产地区，对抑郁症指南研究领域的关注度较高，重点在抑郁症的循证
系统评价和药物指南。自2000年，抑郁症相关指南研究就出现研究激增的态
势。关键词共现研究提示，2016—2019年期间，主要关键词呈现交错出现的状
况，相关指南研究深度和广度研究进入平台期，这种情况与循证指南方法学20
年推广、转化应用研究整合有密不可分的联系，抑郁症循证指南研究领域还具
有很大的研究潜力（表3-5、图3-15）。

表3-5 CNKI数据库英文抑郁症指南研究高产国家和地区一览表

序号	频次	中心性	国家及地区
1	129	0.52	美国
2	15	0.28	加拿大
3	25	0.21	德国
4	14	0.28	纽约
5	22	0.20	安大略
6	14	0.18	澳大利亚
7	11	0.13	英国

序号	频次	中心性	国家及地区
8	6	0.07	比利时
9	3	0.04	新西兰
10	2	0.04	法国

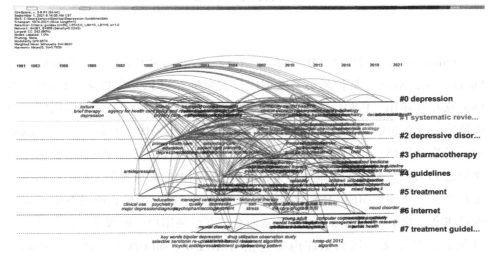

图3-15　CNKI数据库英文抑郁症指南与共识研究共引聚类分析时间演进图

（本章作者：梁海乾）

第四章　国外部分循证心理健康
数据库研究

　　PubMed 是由美国的生物技术信息中心（National Center for Biotechnology Information，NCBI）提供的免费数据库检索系统。自 1996 年以来，PubMed 可供公众在线使用。PubMed 支持美国国家医学图书馆资源，隶属于美国国立卫生研究院。PubMed 电子在线数据库引文主要来自生物医学和健康领域，以及相关的生命科学、行为科学、化学科学等学科和生物工程。PubMed 数据库包含超过 35 万篇生物医学文献的全文和摘要，该数据库部分电子文献不包括期刊文章全文。该库以 MEDLINE 数据库内容为基础，进一步扩大收录范围，提高报道速度，并于 1997 年 6 月开始免费向全球互联网用户提供服务，部分文献还可免费获取原文。该数据库内容包括 MEDLINE、OLDMEDLINE、In Process Citations 和 Publisher-Supplied Citations 四个部分。

　　WOB（Web of Science）是外文文献索引库，其核心合集包含三大学科引文索引（SCIE、SSCI 和 A&HCI）、两大国际会议录引文索引（CPCI 社会科学人文版和自然科学版）、图书引文索引（社会科学人文版和自然科学版）和两大化学索引［Science Citation Index-Expanded（科学引文索引，简称 SCIE）和 Social Sciences Citation Index（社会科学引文索引，简称 SSCI）］。WOB 的核心合集是全球最权威的引文索引数据库，其中 SCIE 收录了来自全球自然科学领域的 178 个学科（包括化学、材料科学、工程学、环境科学、能源等）的 9500 多种高质量、高影响力的学术期刊论文；SSCI 收录了包括人类学、商业、经济学、教育学、法律、语言学、社会科学等 58 个学科领域的 3500 多种高质量的权威学术期刊论文。WOB 核心合集数据库严格按照"客观""择优"和"动态收录"的基本原则，帮助科研人员遴选全球最具有学术影响力的高质量期刊论文，再结合其强大的引文索引和分析功能，能够帮实现快速检索到各学科领域中的高影响力核心文献、高效梳理课题发展脉络、随时掌握课题最新研究进展以及展示个人学术影响力等。通过 SCIE 和 SSCI，科研人员可以更好地把握相关课题的研究、寻找研究的突破点与创新点。本章将重点在部分精神卫生与心理健康领域展开基于国外部分循证心理健康数据库的热点研究分析。

一、PubMed 数据库抑郁症相关指南关键词聚类分析

（一）PubMed 数据库抑郁障碍关键词共现分析

截至 2021 年 10 月，基于 PubMed 数据库，以抑郁症心理干预指南研究为例，选择"关键词"为检索条件，分别以"guideline；handbook；guidebook；manual；depression；Depression；depressive disorders；depressive disorder；depressive illness；depression disorder；depressive；depression syndromes"为检索词，检索模式设定为"精确"，共得到相关文献 427 篇。剔除儿童、肿瘤患者人群、围产期抑郁相关指南、重复发表文献、会议摘要、综述解读等与指南研究热点无关的文献 400 篇，共得到有效外文指南文献 27 篇。节点选择 Keyword（关键词），生成 235 个节点和 539 条连线的英文抑郁症心理干预指南关键词共现网络图谱并绘制抑郁症相关指南研究领域高频关键词分布表，其网络密度为 0.0196，$S=0.9116$，$Q=0.79$。

选择共聚分析最大的前 10 个聚类关键词，具体关键词聚类的代表领域有"depression""anxiety""depressive disorder""clinical practice guideline""antidepressants""mood stabilizer""adolescents""quality of life""systematic reviews"以及"physical activity"等。综合分析关键词的中心性和频次，PubMed 数据库抑郁症相关指南热点研究领域主要集中在抑郁症药物治疗循证指南的制作与实践、指南依从性、以需求为导向的药物治疗获益，包括综合精神病学护理、神经病学、心理治疗和社会工作领域。

主题聚类显示在 bipolar disorder、anxiety、depressive disorder、clinical practice guideline、antidepressants、systematic reviews、mood stabilizer、quality of life、systematic reviews 以及 adolescents（见表 4-1、图 4-1）。

（二）PubMed 数据库抑郁障碍研究趋势聚类分析

使用 CiteSpace V 对纳入文献机构按照文献共引聚类分析排序，共获得 Node=289，Link=269，Density=0.0249，Modu-larity $Q=0.6457$（>0.3），说明聚类显著；Sihouette=0.5432（>0.5），说明聚类同质性较好。被引频次、中心度最

表4-1 PubMed数据库抑郁症指南与共识研究高频关键词一览表

序号	频次	中心性	关键词
0	60	0.60	depression
1	13	0.08	bipolar disorder
2	10	0.06	anxiety
3	9	0.05	depressive disorder
4	8	0.04	clinical practice guideline
5	6	0.04	antidepressants
6	5	0.02	systematic reviews
7	6	0.02	mood stabilizer
8	3	0.02	quality of life
9	2	0.02	systematic reviews
10	2	0.02	adolescents

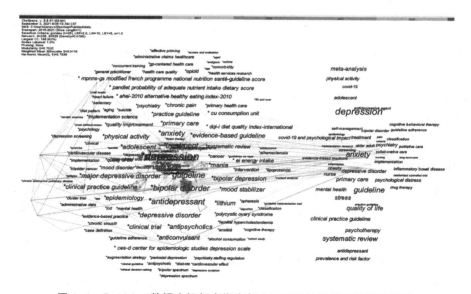

图4-1 PubMed数据库抑郁症指南与共识研究关键词共现网络图谱

高的是美国，反映了其在焦虑相关指南研究发表的数量或频率的核心位置。突现度最高的是美国、加拿大、澳大利亚和德国，表明其在抑郁相关指南领域的研究数量和影响力值得关注。这四个国家发表的抑郁相关指南数量或频率非常突出，对后继相关国家之间的合作或共引呈现引领作用，其中心性反映了节点在知识网络中的核心作用，这四个国家节点对其他国家和地区节点产生了影响（见表4-2、图4-2）。

　　从时间演进和发表量看，美国、加拿大、德国、澳大利亚以及英国等国家是抑郁症相关指南研究的高产国家，纽约、安大略是典型地区，对抑郁症指南研究领域的关注度较高，重点在抑郁症的循证系统评价和药物指南。自2016年起，抑郁症相关指南研究就出现研究激增的态势。2016—2019年期间，前期的主要关键词呈现交错出现的状况，抑郁症循证指南深度和广度研究进入高峰平台期。2016—2020年度发表量、关注度、引用频次密度增高，研究热度持续增加，这种情况与循证医学方法学转化应用研究模式的变革与整合有密不可分的联系，对抑郁症循证指南研究领域具有极大的导向和引领作用。美国在上述国家在该主题上处于领先地位。美国具有较高的国家中心性，在研究伙伴关系中起到中介导向作用，并在国家合作网络中发挥引领作用。在其他国家，包括澳大利亚和新西兰皇家精神病学学院（Royal Australian and New Zealand College of Psychiatrists，RANZCP）、英国国家卫生与临床优化研究所（National Institute for Health and Clinical Excellence，NICE）、美国精神病学协会（American Psychiatric Association，APA）、瑞典国家卫生和福利委员会（National Board of Health and Welfare Social Styrelsen）、瑞典卫生技术评估和社会服务评估机构（Swedish Agency for Health Technology Assessment and Assessment of Social Services，SBU）和瑞典药品署（Medical Products Agency of Sweden）、英国纽卡斯尔大学英格兰北部抗抑郁指南协作组、德国汉堡埃彭多夫大学卫生经济学和卫生服务研究部与心理社会医学中心（Department of Medical Psychology，Center for Psychosocial Medicine，University Medical Center Hamburg-Eppendorf，Hamburg，Germany）、澳大利亚新南威尔士州皇家北岸医院（Royal North Shore Hosp of NSW，Australia）、英国谢菲尔德大学心理服务研究中心（Centre for Psychological Services Research，University of Sheffield，UK）、意大利国家医疗保健研究和药物流行病学中心（National Centre for Healthcare Research and Pharmacoepidemiology，Milan，

表4-2　PubMed数据库抑郁症指南与共识研究高频发文国家一览表

序号	频次	中心性	国家
1	87	0.85	美国
2	52	0.22	加拿大
3	23	0.17	德国
4	7	0.14	澳大利亚
5	21	0.11	中国
6	8	0.05	荷兰
7	11	0.03	意大利
8	10	0.03	埃塞俄比亚
9	8	0.03	西班牙
10	7	0.01	新西兰

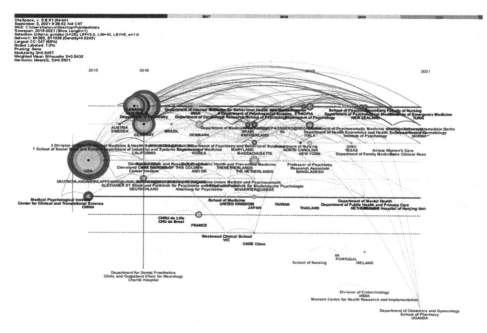

图4-2　PubMed抑郁症指南与共识热点国家和地区共引聚类分析时间演进图

Italy）以及西班牙加泰罗尼亚大学开放证据研究中心（The University of Catalonia opens the Centre for Evidence Studies in Spain），与全球其他地区和国家的结构相比，其中心性相对较高。

在非洲地区，埃塞俄比亚国家卫生部门对艾滋病毒/艾滋病控制证据审查，促进了该地区公共卫生政策保健指南发表的快速发展，近10年埃塞俄比亚聚焦 HIV 患者的精神卫生相关性横断面研究，快速指南的信息发布特征活跃呈现较快速度的递增。

二、WOB 数据库焦虑障碍关键词研究趋势聚类分析

（一）WOB 数据库焦虑障碍关键词共现分析

关键词是反映出版物核心内容的名词或短语，关键词的共现网络反映了研究热点。本章基于WOB关键词共现分析，文献类型定义为"所有类型"。为保证数据质量，EndnoteX9采用人工检索检索结果去除无关论文，并使用 CiteSpace 函数 Alias 用于识别和纠正数据库中的所有重复值。最后，将3052份文档保存为"纯文本"，并带有"完整记录和引用的参考文献"。时间跨度为1974年1月1日至2021年10月28日，包括标题、作者、关键词、摘要、期刊、年份等信息。截至2021年10月，基于WOB数据库，以焦虑症心理干预指南研究为例，选择"关键词"为检索条件，分别以"guideline; handbook; guidebook; manual; Anxiety; anxiety; disorders; anxiety illness; anxiety syndromes"为检索词，检索模式设定为"精确"，剔除儿童、肿瘤人群、围产期焦虑相关指南，重复发表文献，会议摘要，综述解读等与指南研究热点无关的文献400篇，共得到3052条来自 Web of Science 核心合集的结果。节点选择 Keyword（关键词），生成186个节点和823条连线的英文焦虑症心理干预指南关键词共现网络图谱（见表4-3、图4-3）并绘制焦虑症相关指南研究领域高频关键词分布表，其网络密度为0.8078，$S=0.9116$，$Q=0.59$。

选择共现分析最大的前 10 个聚类关键词，具体关键词聚类的代表领域有"epilepsy" "cognitive behavioral therapy" "mood stabilizer" "guide adherence" "benzodiazepines" "suicide risk" "ICD-11" "comorbidity" "guidelines implementation" 以及"online mental health services"等。

表4-3　WOB数据库焦虑症指南高频关键词一览表

序号	频次	中心性	关键词
1	7	0.38	epilepsy
2	5	0.35	cognitive behavioral therapy
3	4	0.23	mood stabilizer
4	8	0.18	guide adherence
5	3	0.19	benzodiazepines
6	3	0.15	suicide risk
7	5	0.09	ICD-11
8	2	0.06	comorbidity
9	2	0.04	guidelines implementation
10	2	0.04	online mental health services

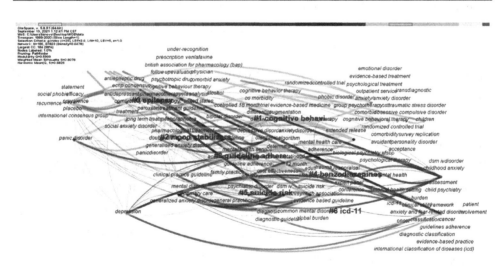

图4-3　WOB数据库焦虑症指南关键词共现网络图谱

综合分析关键词的中心性和频次，WOB数据库焦虑症相关指南热点研究领域主要集中在癫痫长期监测指南、新型抗癫痫药物治疗指南、癫痫猝死管理指南制定、发展中国家癫痫管理准则应用、高强度的心理干预（认知行为疗法或放松训练最佳证据）、抗焦虑药物系统评价对成本效益的明确导向、全球实施ICD-11对焦虑和惊恐发作疾病诊断指南准确性和临床效用评级比较研究、指南依存性与心理或药物干预的反应评估、自杀与抗焦虑药物指南的一致性之间的关联研究、焦虑和成瘾共病、疼痛与焦虑症共病筛查、指南实施过程中焦虑和抑郁障碍指南建议的系统定制、常见焦虑症临床指南实施策略、互联网治疗焦虑和抑郁的可接受性、国民保健服务电子疗法应用程序研发、焦虑症在线心理健康服务调查等。

（二）WOB数据库焦虑障碍研究趋势聚类分析

使用CiteSpace V对纳入文献机构按照文献共引聚类分析排序，共获得Node=186，Link=823，Density=0.0478，Modu-larity Q=0.5909（>0.3），说明聚类显著；Sihouette=0.8078（>0.5），说明聚类同质性较好。聚类分析图形中每个点代表一个国家。圆点半径越大，该国家/地区发表的文章越多。点之间的线表示国家之间的联系或合作，较粗的线表示作者之间的合作更密切。被引频次、中心度最高的有荷兰、美国、加拿大、德国、澳大利亚、日本以及墨西哥等国家。

从时间演进和发表量看，荷兰、美国、加拿大、德国、澳大利亚、日本、墨西哥、奥地利、中国以及俄罗斯等国家是焦虑症相关指南研究的高产国家，其对焦虑指南研究领域的关注度较高。美国是焦虑指南最早评估和制订国家，开始于1995年，2001年起焦虑症相关指南发表数量增长迅速，尤其是2004—2020年处于研究热度最高阶段（见表4-4、图4-4）。

表4-4　PubMed数据库抑郁症指南与共识研究高频发文国家一览表

序号	频次	中心性	国家
1	8	0.10	荷兰
2	6	0.03	美国
3	6	0.03	加拿大
4	4	0.03	德国
5	4	0.02	澳大利亚
6	3	0.01	日本
7	3	0.01	墨西哥
8	2	0.01	奥地利
9	2	0.01	中国
10	2	0.01	俄罗斯

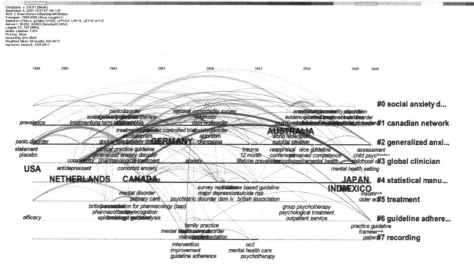

图4-4　WOB数据库焦虑症指南研究热点国家共引聚类分析时间演进图

　　基于全球焦虑指南研究趋势分布情况，焦虑障碍知识图谱的网络密度高，国家之间的联系很多，国家之间的合作交流也比较密切。这也表明，心理干预和相关指南利用度已经引起了世界各国的关注。由于每个国家政治、经济、文化发展的差异，全球不同国家和地区卫生系统的协调呈现出倾向于通过与其他国家的协调和对话来解决研究问题。荷兰是全球焦虑指南研究领域发表论文数量最多的国家，共发表论文636篇，占总数的20.8%；其余前4名分别是美国（463篇，15.1%）、加拿大（317篇，10.3%）、德国（309篇，10.1%）、澳大利亚（159篇，5.2%）。荷兰卫生健康研究所（Health Institute the Netherlands）、荷兰国立Trimbos心理健康研究院（Trimbos National Institute of Mental Health，Netherlands）是WOB数据库焦虑障碍健康研究发表论文数量最多的机构。聚类分析显示文献量国家权重高的前5位国家，文献发表趋势呈现持续深度延续性。焦虑障碍指南健康领域关键词在社交焦虑、情绪和焦虑治疗网络、广泛性焦虑、焦虑临床实践指南、焦虑大数据挖掘以及指南依从性领域的研究依年度单位立体式、递进层级式长程发展。近5年，中国已经发表了36篇焦虑障碍相关领域研究文献，推介中国研究的证据拟合和推荐意见，这表明，中国虽然在心理干预和相关指南利用领域起步较晚，但发展迅速。

（本章作者：潘元青、廖传景）

第五章 国际合作组织精神卫生与心理健康指南现况

精神卫生与心理健康临床实践指南（Clinical Practice Guidelines，CPG）是针对精神卫生与心理健康医疗卫生专业人员，系统地制订出的、帮助临床医生和患者根据特定的临床情况做出恰当决策的指导意见。临床实践指南问世之后，这些推荐意见的内容和表述相对专业，对患者而言，其阅读和理解存在一定的困难，不利于医患沟通和决策。随着患者文化水平和科学素养的不断提高，患者对疾病的医疗管理不再仅依赖于医生，部分患者自身更加渴望了解和学习与相关疾病的医学知识，基于这样的情景，患者指南应运而生。患者指南是在循证医学理念的指导下，以患者关注的健康问题为中心，以临床指南为基础制订的、适合患者使用的指南。患者指南在保障科学性的前提下，与患者更贴近，更便于患者阅读和理解，它既能提高患者对疾病预防、诊疗、康复知识的掌握，也有利于患者和家属与医务人员进行有效沟通，更好地进行共同决策，从而改善患者的临床结局。

精神卫生与心理健康临床实践指南近年来的制作发表数量正在快速增长，越来越多相同或相似的精神卫生与心理健康指南被制订和发表，这些指南在方法学质量和推荐意见等方面存在一定的差异，精神卫生与心理健康临床工作人员在使用指南的过程中面临诸多困惑。指南能够规范临床诊疗行为，提高医疗保健质量，促进患者健康，但这一切是建立在指南的科学设计、严格制订和规范报告的基础上。目前全球范围内，精神卫生与心理健康教育促进也亟须该研究领域好的特定专业指南问世，亟待能够全面、客观地呈现精神卫生与心理健康领域临床问题所有相关指南的指导，更好地规范与提升精神卫生与心理健康干预临床实践绩效和临床预后，提升精神卫生与心理健康医疗服务的整体质量。本章就目前主要全球纳入相关国际协作组织精神卫生与心理健康指南数据库现况进行系统的功能介绍。

一、Cochrane Library 数据库

（一）Cochrane Library 数据库简介

考科蓝协作组（Cochrane Collaboration）是一个国际非营利学术组织，旨在通过使用证据帮助人们就医疗保健做出明智的决定。Cochrane Library 数据库是考科蓝协作组的主要产品，由英国 Wiley 公司出版发行。Cochrane Library 数据库汇集了全球不同类型的最佳医学研究的综合性专业研究成果，是循证医学健康领域高质量前沿研究的数据库，是基于循证方法学临床研究的主要文献来源之一，该数据库被认为是提供有关最新医疗循证研究最佳证据库之一，也是全球十大最重要的医学期刊数据库之一。Cochrane Library 数据库包含有三个高质量数据库：Cochrane 系统评价数据库（Cochrane Database of Systematic Review，CDSR）、Cochrane 临床对照试验中心注册数据库（Cochrane Central Register of Controlled Trials，CENTRAL）和 Cochrane 临床解答数据库（Cochrane Clinical Answers，CCA），其中 Cochrane 临床对照试验中心注册数据库是最大的临床试验目录集成的搜索资源平台。

（二）Cochrane Library 数据库循证指南发布概况

截至 2021 年 12 月，Cochrane Library 数据库有关循证指南已收录 15 篇抑郁症和重度抑郁的系统评价和临床试验、13 篇焦虑症文献、4 篇痴呆与认知障碍文献、4 篇情绪障碍文献、2 篇一般心理健康文献、2 篇精神分裂症和精神病文献、1 篇躁郁症文献、1 篇强迫症文献、1 篇饮食失调文献、1 篇系统卫生实践文献、1 篇躯体形式障碍文献以及 1 篇适应障碍文献。同时收录了 717 个系统评价，9 个发展适应性心理社会和学习问题指南，7 个烟草、毒品和酒精依赖矫正指南，65 个心理健康指南，涉及 19 个精神分裂症指南、15 个抑郁谱系疾病诊疗指南、13 个焦虑谱系疾病诊疗指南、12 个痴呆和认知康复指南、4 个一般精神健康指南、4 个情绪障碍诊疗指南以及 7 个行为障碍矫正指南。以抑郁障碍为例，Cochrane Library 数据库指南显示的循证推荐意见包括：

1. 抑郁症的治疗应以完全康复为目标，即患者不仅没有症状，而且能够在社交和工作中充分发挥作用。如果持续利用可用的治疗方案（强有力的科学证据），绝大多数患者都可以实现这一目标。

2. 有大量抗抑郁药和几种类型的心理疗法已被证明可有效治疗成人重度抑郁症（强有力的科学证据）。

3. 对于成人轻度或中度抑郁症的急性治疗，几种类型的心理治疗与三环类抗抑郁药（Cyclic antidepressants，TCAs）一样有效（强有力的科学证据），并且可能与选择性血清素再摄取抑制剂（Selective Serotonin Reuptake Inhibitors，SSRIs）一样有效（中等强度的科学证据）。

4. 抗抑郁药和电休克疗法（Electroconvulsive Therapy，ECT）已被证明对重度抑郁症（例如忧郁症和精神病性抑郁症）最有效（中等强度的科学证据）。

5. 抗抑郁药和ECT产生的结果比心理治疗更快（中等强度的科学证据）。

6. 维持心理治疗可减少或延迟复发，特别是在急性抗抑郁治疗或心理治疗未能使患者摆脱症状的情况下（强有力的科学证据）。

7. 各种抗抑郁药治疗轻度和中度抑郁症的有效性没有出现显著差异（强有力的科学证据）。

8. 由于副作用或缺乏有效性，平均三分之一的患者（强有力的科学证据）初始抗抑郁治疗产生不满意的结果。

9. 一旦抗抑郁治疗导致缓解，除非再开同样的剂量至少6个月，否则复发的风险很高（强有力的科学证据）。将治疗延长至1年可进一步降低复发风险。长达3年的预防性抗抑郁治疗可使经常或特别严重的抑郁发作患者的复发风险降低50%（强有力的科学证据）。

10. 突然停止使用SSRI或影响血清素摄取的TCA治疗会导致严重的戒断症状（中等强度的科学证据）。但这些症状并不表示依赖，因为它的典型迹象——例如剂量显著增加、全神贯注于片剂摄入，或忽视工作、朋友和正常兴趣不存在。

11. 抗抑郁药在治疗慢性低度抑郁症（心境恶劣）方面比心理疗法更有效（强有力的科学证据）。

12. ECT安全有效，比抗抑郁治疗更快速、更有效（强有力的科学证据）。但是复发的可能性很高，关于哪些抗抑郁药可以有效预防复发的知识有限（中等强度的科学证据）。

13. 经颅磁刺激（Transcranial Magnetic Stimulation，TMS）和迷走神经刺激（Vagus Nerve Stimulation，VNS）是实验性治疗，缺乏足够的科学依据用于常规医疗。

14. 在治疗季节性情感障碍方面，光疗法并未显示出明显比安慰剂更有效。

15. 圣约翰草已被证明对短期和轻度抑郁症有效（中等强度的科学证据），

但尚未研究其长期治疗的有效性。该制剂增加了许多常见药物（包括降胆固醇药、抗凝剂、口服避孕药和器官移植后的免疫抑制药）的代谢，因此它们的有效性可能会降低或消除。

16. 当提供者提供患者指导、电话支持和有关治疗方案的计算机化提醒，以及随时可以接触接受过短期心理治疗培训的精神病学家和心理学家时，在几个国家的初级保健研究产生了比常规医疗保健更好的结果（强有力的科学证据）。

17. 抗抑郁药氟西汀已被证明对儿童和青少年抑郁症的短期治疗有效（中等强度的科学证据）。

18. 尽管短期治疗后复发的风险与成人一样高，但完全缺乏受控的长期试验。认知行为疗法和人际关系心理疗法治疗儿童和青少年抑郁症有中等强度科学证据支持，但长期有效性没有充分证明。

19. 抗抑郁治疗和心理治疗在75岁以下老年人中的有效性得到充分证明（强有力的科学证据），但没有针对80岁以上人群的研究。

20. 对双相情感障碍有效治疗的研究非常有限，目前正在进行的众多试验的结果预计在几年内都不会出现。处方药锂盐已被证明是躁狂和抑郁发作的急性治疗以及预防性治疗的最有效药物（强有力的科学证据）。

21. 新型抗精神病药物也被证明对急性躁狂发作有效（强有力的科学证据），但其预防作用只有中等强度的科学证据支持。

22. 虽然一些最初开发用于治疗癫痫的药物对躁狂症和抑郁症都有效（强有力的科学证据），但只有拉莫三嗪被证明具有预防作用，主要是针对抑郁发作（强有力的科学证据）。

二、英国国家卫生与临床优化研究所数据库

（一）英国国家卫生与临床优化研究所数据库简介

英国国家卫生与临床优化研究所（National Institute for Health and Clinical Excellence，NICE）是一个英国国家性的高效地为预防、诊断和治疗疾病提供客观、权威和循证指引的机构。英国政府创建NICE的目的是评估卫生技术医疗市场准入和提供临床诊治指南，以确保为病人提供最高标准的临床治疗服务，同时向政府和公众提供具有临床效果和成本效果的卫生服务信息。NICE旗下的数据库成立于1999年，旨在提升英国医疗服务体系（NHS）提供的诊疗

服务，并协助英国政府增加英国医疗服务体系在不同地区的可及性和提升质量。NICE 于 2005 年与英国健康发展署合并，开始为英国本土公众预防疾病、促进健康生活方式制订公众健康指导，2013 年通过立法，NICE 成为非政府学术组织，旨在为英国健康、公共卫生和社会保健从业者提供循证指导和建议，为提供和委托卫生、公共卫生和社会保健服务的人员制定质量标准和绩效指标，以及为卫生和社会保健领域的专员、从业人员和管理人员提供一系列信息服务。

（二）英国国家卫生与临床优化研究所数据库指南制作与发布现况

NICE 是全球颇为重要的卫生技术评价机构，其在卫生技术评估和临床诊治指南制订领域积累了一定的经验，近年来引起了国际社会的广泛关注。深入了解 NICE 技术评估的做法和临床指南实施的模式对我国医药技术评价领域的发展具有有益的启示作用。NICE 咨询委员会在制订指南和标准时的原则包括：

1. 制订关于反映国家卫生和保健优先事项主题的指南和标准

NICE 指南涵盖健康、公共卫生和社会关怀。2012 年英国《健康和社会关怀法案》已经立法为确保英国的指南和标准适当地涵盖了广泛的卫生健康主题，制订 NICE 咨询委员会工作流程来确定指南制订的优先级，并广泛采纳各种来源的指南主题建议，其中包括使用卫生服务的人群、健康和社会保健专业人员、医疗器械和药物研发制造商和商业赞助商，与英国社会保健部、英格兰公共卫生部、英格兰国民医疗服务体系（National Health Service，NHS England）以及 NHS 改善部（NHS Improvement）合作，选择并优先制订反映卫生和保健系统的前瞻性工作指南。NICE 指南的范围包括对临床实践指南健康和福祉的影响、当前英国卫生服务质量变化趋势、英国目前执行的临床实践指南效用研究、减少英国卫生服务不平等的专业评估。

2. 在指南制订过程和方法手册中描述制订指南的方法，并定期对其进行审查

NICE 指南制订章程的原则还强调了指南制订决策过程中透明度和问责制的重要性，循证指南和相关推荐执行计划在 NICE 独立咨询委员会都有详细的工作流程指南和工作手册指南。这些专业研究和指南在出版前都经过严格的审查、评估和咨询，定期更新。

3. 使用独立咨询委员会制订指南

NICE 独立咨询委员会技术评估由技术评估中心负责组织，其开展工作通

常是技术评估中心主任接到卫生部委托的技术评估任务时，会通知评估委员会启动该项目评估和指南制订工作。评估委员会任命相关专家撰写基本框架，聘请NHS管理者、医务人员和患者等利益相关方作为顾问和评论员，对基本框架报告进行讨论，最终确定评估的专业范围。接着评估委员会将聘任相关领域的专家组成独立的实证评估小组，对广泛收集到的临床效果和成本效果数据，进行综合性分析并在此基础上撰写实证分析报告，评估委员会定期举行会议讨论相关医疗卫生专业技术的实证分析报告，所有委员会成员、受邀专家和提名专家事前需提前声明任何相关利益，并对分析报告提交书面意见，根据相关评估原则最终做出推荐并制订指南。

4. NICE指南对人口卫生服务福祉的专业评估

2012年，英国发布了《健康和社会保健法案》，该法案要求NICE指南考虑在英格兰地区提供社会保健服务的收益和成本之间的平衡性，该法案还考虑到英国当下宪法下的承诺，即"为纳税人的支出提供最佳价值、最有效力、最公平医疗待遇以及可持续地有效使用有限资源"。NICE会通过计算增量成本效益比（Incremental Cost-Benefit Ratio，ICBR）来考虑指南的服务推荐指导价值，考虑卫生经济支出的时间价值，考虑成本和效益在整个患者寿命周期内的变化情况。NICE指南对人口卫生服务福祉的专业评估采用质量调整生命年（Quality-Adjusted Life Years，QALY）作为卫生经济学评估成本（以英镑计）指标，QALY表示为将不同生活质量的生存年数换算成相当于完全健康人的生存年数为质量调整生命年，此项指标主要用于评估某项医疗技术方案的可能效益是否超过它的资源消耗的财务成本。NICE指南认为只有对人口卫生服务福祉效益不低于财务成本的方案才是可行的方案。与此同时，指南制订需要考虑的因素是基于英国总体人口需求，英国政府提供足够的卫生指导受益来证明其成本是合理的，ICBR低于每QALY 20000英镑的干预措施通常被认为具有成本效益。

5. 旨在减少健康服务社会不平等

《健康和社会保健法案》规定，英国NHS和NHS改善部必须"适当考虑"减少英国卫生服务资源不平等的现象，这提供了实施NICE建议的背景，为改善英国整体人口健康决策服务，也为英国最弱势群体提供特别的卫生服务。

6. 新证据更新

NICE指南和相关专家共识标准需要定期评估更新，以确保医疗卫生保健受益者得到最好的诊疗建议，并为卫生和社会护理专业人员、研究专业专员和社会工作提供者提供可信的建议、指导信息。更新的证据可能会改变关于临床诊疗的益处和风险的结论，以及它在多大程度上代表该临床诊疗方案物有所值。指南更新主要用于评估的主题，是复杂且不适合单一技术的医疗诊疗技术性过程，是针对一种适应证下多种药物或治疗方法的技术复合型评估。更新后的指南主要是针对能够提供超高性价比的医疗卫生诊疗技术，其目的是使在足够证据推荐的前提下，患者更快地获得最具成本效益的新疗法，如果通过评估并获得推荐，NHS将在30天内为这些指南推荐的医疗卫生技术提供推广应用、后效评价和决策转化的启动经费。

目前NICE共有7个理事会，包括指南中心（Centre for Guidelines，CfG）、卫生技术评估中心（Centre for Health Technology Evaluation，CHTE）、健康和社会福祉理事会（Health and Social Care Directorate）、证据科学分析理事会（Science，Evidence and Analytics Directorate）、数字信息技术部以（Digital Information and Technology Directorate）及NICE指南的发布和传播中心（Communications Directorate），现有NICE官网资料显示已发表指南1754个，在2022年5月12日推出了成人抑郁症治疗和管理指南（更新）（Adult Depression：Treatment and Management Guidelines Updated）。

目前NICE涉及心理健康和行为状况的指南主题包括：成瘾、酒精使用障碍、焦虑、注意缺陷障碍、自闭、双相情感障、谵妄、痴呆、抑郁症、药物滥用、摄食障碍、人格障碍、精神病和精神分裂症、自残和自杀预防。已发布的关于焦虑相关的指南主题包括：成人慢性、严重、难治性强迫症的深部脑刺激（2021年4月更新），安思定物理治疗抗焦虑（Alpha-Stim AID）治疗焦虑症（2021年3月更新），经颅磁刺激治疗强迫症（2020年8月更新），成人广泛性焦虑症和惊恐发作管理（2019年7月更新），创伤后应激障碍（2018年12月更新），社交焦虑症：识别、评估和治疗（2013年5月更新），常见的心理健康问题识别和护理途径（2011年5月更新）以及强迫症和躯体变形障碍治疗指南（2005年11月更新）。

据NICE《2021—2026年NICE发展战略》，NICE除关注药物和医疗设备领域以外，还将在诊断、医疗技术、基因组学、先进治疗药物和数字健康领域进行创新。越来越多的"混合"产品正在模糊界限，对传统卫生技术评估方法提出了创新响应工作模式，以支持基于指南的管理和执行具备完备的后效评价机制。目前 NICE 数据库的内容已完全数字化，推动从"文字"到"数据"的转变，推动从单一静态时间点提出的医学诊疗建议，向更动态的临床实践情景转变，并从卫生技术评估方法向卫生技术管理理念转化应用，特别是在减少英国卫生资源使用不均衡等方面贡献突出。所有这一切，加上全球卫生和保健领域不断进步的大环境，以及全球为应对卫生经济压力的所共同面对的挑战，NICE 为不同国家和地区的卫生技术评估方法变革创造了效用性较高的先例。

三、指南国际网络

（一）指南国际网络简介

指南国际网络（Guidelines International Network，GIN）成立于 2002 年，是一个全球性非营利的循证医学专业技术协作网络组织，其优势是拥有全球最大的指南数据库，目前该指南库共包含 6400 个指南，指南制作者包括代表 46 个国家的 93 个组织和 89 个个人成员，其在线图书馆目前包含 7400 多份循证医学专业技术文件。GIN 的具体目标是通过提高循证指南制订、改编、传播、实施的效率和有效性，促进最佳实践并减少研究工作的重复。GIN 的主要研究资产之一是其国际指南图书馆。

（二）指南国际网络指南发布现况

截至 2021 年 10 月，指南国际网络指南研究文献主题主要为临床评估（Clinical Assessment）、诊断指南（Diagnosis Guideline）、治疗指南（Treatment Guideline）、疼痛管理（Pain Management）、社会适用性（Social Applicability）、指南评估（Guideline Assessment）、指南更新（Guideline Update）、指南利益冲突（Conflict of Interest）、指南实施（Guideline Implementation）、指南管理（Guideline Management）、指南监测（Guideline Monitoring）、患者教育（Patient Education）、预防指南（Guideline Prevention）、预后指南（Prognosis Guideline）、康复指南（Rehabilitation Guideline）、指南筛选（Screening）以及临终关怀指南（Hospice Care）。

指南国际网络最大限度地减少指南之间的质量差异，呼吁制定国际标准，用以帮助制订和评估临床指南，GIN 董事会有定期审查当前的文献并使用共识为指南制订建构标准工作流程，目的是发起关于指南制订最低标准的全球共识。GIN 董事会包括在循证医学和指南制订和实施方面具有特定技能的临床医生和指南制订专业研究者。董事会成员来自不同的地理区域，包括北美、欧洲、澳大利亚和亚洲。指南制订小组要求在指南制订过程中，应包括多元化和相关的利益相关者，例如卫生专业人员、方法学家、某一主题的专家以及患者或其他卫生保健消费者等。

GIN还具备在线网络协作组织委员会，与线下指南董事会在指南选题、决策过程、利益冲突、指南目标、制订方法、证据审查、推荐基础、证据和推荐评级、指南审查、更新过程和资金分配等工作过程中密切协同工作。目前，与GIN协作的非指南注册机构还包括德国科学医学会协会（AWMF），GRADE指南数据库，GRADE.EtD证据到决策框架数据库，DynaMed临床医生指南数据库，尼日利亚、喀麦隆和卢旺达ebmafrica.net，欧洲资源研究所，MAGIC创作出版平台（MAGICapp），NICE指南数据库，PubMed，乌克兰卫生部国家专家中心医疗技术文库，TRIP临床搜索引擎数据库以及美国预防服务工作组。这些非注册机构致力于通过提出有关临床预防服务（例如疾病筛查、咨询服务和预防药物）的循证建议来改善指南导向，GIN主要是提供免费访问权限、组织必要的系统证据审查以及公开评论，旨在扩大指南的注册范围，鼓励非成员组织注册他们的正在制订的指南。

临床实践指南是将研究结果转化为实践的重要工具，旨在帮助医疗卫生保健提供者以及患者进行健康保健和医疗保健决策。指南推荐应该是清晰的并基于证据推荐，推广应用高质量的临床实践指南是卫生管理者、指南制订者和医务人员的共同责任，而实施未经循证或过时的指南，则是对医疗资源的浪费，甚至会对患者造成伤害。指南的实施难度和复杂性远大于指南的制订，但却是跨越从理论到实践最重要的桥梁，也是提升医疗保健质量最根本的途径之一。为发挥指南的实际效用，卫生管理者、指南制订者、研究者和患者需精诚合作，从观念、政策、理论、研究和执行等方面共同努力，促进高质量指南的传播与实施。牛津大学缪尔·格雷爵士曾指出，"知识是疾病的敌人。运用我们掌握的知识，或许会比未来十年可能问世的任何药物和技术能更大地影响健康和疾病"，而有效地实施循证指南则是对当前知识最好的应用。

四、美国国家科学院医学研究所

（一）美国国家科学院医学研究所简介

1964年根据美国国家科学院的章程，美国国家科学院医学研究所前身成立，旨在为美国本土提供工程实践的建议，该组织成员由同行选举。1970年根据美国国家科学院的章程，美国国家科学院医学研究所（Institute of Medicine，IOM）正式成立，工作主旨为就医疗和健康问题向国家提供建议。该组织机构隶属于美国国家科学院（National Academy of Sciences，United States），其本身不是政府部门和机构，作为一个非营利的、以科学家的使命感而组织的学术组织，其涉及领域主要是生物学、医学和健康促进、应用和工程科学、社会和人类学、心理学、政治学，主要工作目的为向美国政府政策制定者和公众报告相关科学研究事实，为美国政府和保险机构提供证据，帮助政府和相关机构做出合理的卫生健康决策和费用支出方案。

（二）美国国家科学院医学研究所发布现况

美国国家科学院医学研究所指出，随着已发表的关于健康的科学文章数量迅速增加，医疗保健专业人员难以跟上他们专业知识的广度和深度，为了保持最新的专业领域认知状态和掌握最新的研究进展，美国初级保健临床医生估计每年需要阅读627.5 h来确保他们了解现有诊疗证据，并且据此做出诊疗决策。美国本土临床医师面对海量指南的两个主要挑战是支持临床实践指南的证据基础不足和确定指南对个体患者的适用性差异。

目前通过美国国家科学院医学研究所已发表由350个国际组织（包括专业协会、政府机构和医疗保健支付者）开发的2000多个可公开访问的临床实践指南。美国科学院医学研究所的主要职责是将指南的服务领域和效用性向美国卫生保健政策研究所（Agency for Health Care Policy and Research，AHCPR）提供建议，由美国卫生与人类服务部（Department of Health and Human Services，DHHS）具体制订临床实践指南，实施该指南的必要步骤包括招聘员工、制订计划议程、建立咨询委员会、签订合同、召集专家小组以及建立持续的美国国家联邦经费预算计划。

五、苏格兰校际指南网络

（一）苏格兰校际指南网络简介

苏格兰校际指南网络（Scottish Intercollegiate Guidelines Network，SIGN）是英国在苏格兰地区设立的一个卫生服务机构，是旨在研发英国循证临床实践指南的学术组织，目的是在系统、科学地评价文献的基础上，加速研究结果向临床实践的转化过程，通过循证指南有效转化应用，提高苏格兰地区的医疗保健质量。SIGN 的成员包括基础医学、护理、药理学、口腔科及与医学相关的专业研究人员，患者，卫生服务经理，社会服务从业者。SIGN 的工作运行独立于苏格兰医疗保健改善部和为苏格兰医疗保健部分地区机构提供资金的苏格兰政府。SIGN 还与英国国家健康与护理卓越研究所和皇家全科医师学院（Royal College of General Practitioners，RCGP）合作制订指南。SIGN 的工作运营财务支持来源于苏格兰医疗保健改进证据理事会。SIGN 指南制订小组的成员是志愿性质的非营利专业协作人员，根据 SIGN 的利益声明原则，参与 SIGN 指南制订过程的所有个人必须每年声明个人财务和非财务的获益，用以保持指南制订的透明和公正。

（二）苏格兰校际指南网络发布现况

截至 2023 年 8 月，苏格兰校际指南网络已经或正在制订或更新的涉及精神卫生与心理健康的指南主题包括：双相情感障碍，慢性疼痛的管理，谵妄的风险管理，孤独症谱系障碍的评估、诊断和干预，精神分裂症的药物管理，抑郁症的非药物管理，注意力缺陷和多动障碍的管理，产后抑郁症、产褥期精神病。

苏格兰校际指南网络工作组基于英国精神卫生与心理执业医生的调查分析，对于现有英国精神卫生与心理疾病指南感知和利用度，提示部分英国精神卫生与心理执业医生需要注意，存在以下需要提升现象和改进：

1. 知识相关障碍

部分英国精神卫生与心理执业医生缺少知识、缺乏对指南建议内容的了解、缺乏对指南相关工具实施的临床实践。

2. 态度障碍

部分英国精神卫生与心理执业医生工作思维习惯和行为存在认知惰性，例如部分英国精神卫生与心理执业医生认为临床实践比指南更复杂，他们缺乏及时主动捕捉指南中有效信息的意识；缺乏对特定精神卫生与心理诊疗指南的信任；存在部分精神卫生与心理执业医生习惯基于个人经验和依赖既往例行诊疗工作路径的现象。

3. 外部障碍

部分英国精神卫生与心理执业医生难以遵守指南的推荐（例如部分英国精神卫生与心理执业医生存在工作方法偏好习惯性行为），认为指南不清晰、冗长、术语太复杂、不易阅读或不易获取等。

4.组织限制

英国社会保健部、SIGN对指南数据库检索操作界面便捷性不足，缺乏指南资源时时可及，指南工具更新存在滞后的现象。

5.其他方的政策冲突和缺乏合作

部分英国精神卫生与心理执业医生与供职医院的医生指南使用存在差异。在部分精神卫生与心理执业医生指南执行过程中没有适当的考核和奖励机制。

6.与其他学科缺乏合作

部分英国精神卫生与心理执业医生与全科医生、心理学家以及社会工作者等专业人员的临床会诊工作和指南工作路径存在冲突现象，与指南制订委员会成员、心理学家等的合作沟通、报告和反馈方面没有足够的机会和时间。

六、PsycINFO 文摘数据库

（一）PsycINFO 文摘数据库简介

PsycINFO 文摘数据库是美国心理学会（American Psychological Association，APA）、APA 教育出版基金会、加拿大心理学会和 Hogrefe 出版集团旗下单位联合出版的期刊全文文章的数据库，可提供 119 种心理学专业期刊的访问权限，包括该数据库的旗舰出版物《美国心理学家》。该数据库收录了来自 50 多个国家的 2300 余种多语种期刊的文献，为精神卫生与心理执业医生、心理学专业学生、心理学学科研究人员和教育工作者以及社会工作者等专业人员提供心理学和相关领域的高质量出版物，其中大部分文献可以立即下载并用于教学和研究，涵盖的主题有临床心理学、物质成瘾、心理史变迁、行为脑科学、发展心理学、教育心理学、实验与认知心理学、心理学治疗、人格心理学、精神与心理药理学、康复与人口精神老龄化，每月定期更新一次。该数据库与 PsycARTICLES 全文同步在线发布。

（二）PsycARTICLES 数据库指南发布现况

PsycARTICLES 数据库由美国心理学会创建，该数据库包含 116 种美国心理学学会及相关学术组织所发行的心理学核心期刊，目前收录超过 164000 篇文献资料，可进行在线全文检索。该数据库收录的 99% 期刊都能回溯到第 1 卷第 1 期，该数据库内置最具权威的美国心理学会的主题词表。PsycARTICLES 数据库可以满足心理学基础研究、应用研究及临床应用与心理治疗的需求，适合从事心理学研究的学生、教师、研究人员及临床诊断人员使用。该数据库目前收录的文章、书评、给编者的信以及勘误，最早回溯至1894年，涵盖的文献主题包括变态心理学、吸毒者、心理史、行为神经学、比较心理学、教育心理学、实验心理学、家庭心理学、个性心理学、心理药理学、康复心理学、心理疗法、成人成长、老龄化以及人际关系与联盟处理。该数据库每两周更新一次，确保专业研究人员能够连接到最新心理学前沿高度引用的文章。

　　该数据库除了记录全文期刊文献以外，还提供心理学会议记录、时事通讯、报告、情况说明书、杂志、专著等在线数字资源文献。截至2023年10月，PsycARTICLES数据库收录的有关精神卫生与心理卫生文献包括创伤后应激障碍等指南文献196篇、抑郁相关障碍指南文献50篇、情绪相关障碍指南文献24篇、压力相关障碍指南文献17篇、成瘾相关障碍指南文献12篇、自杀相关障碍指南文献11篇、暴力行为控制相关障碍指南文献9篇、焦虑相关障碍指南文献9篇、饮食失调相关障碍指南文献9篇、疼痛相关障碍指南文献14篇、多动症相关障碍指南文献5篇、临终关怀相关障碍指南文献6篇、精神分裂症相关障碍指南文献4篇、睡眠相关障碍指南文献4篇、双相情感障碍相关指南文献2篇、性虐待相关障碍指南文献5篇。该数据库收录的基于GRADE推荐的心理健康干预诊疗指南关键性问题总结情况如表5-1所示。

表5-1　基于GRADE推荐的心理健康干预诊疗指南关键性问题汇总表

GRADE域集	解决差距的研究问题
除了诊所检查之外,是否应该对患有心理与精神疾病的个体进行自我监测?	
利与弊	对于生活在低收入和中等收入国家的不同精神与心理疾病患者,自我监测血压的好处和坏处是什么?
可行性	成功实施这种做法需要什么样的健康素养?
是否应将精神与心理疾病症状作为卫生服务附加选项?	
利与弊	精神与心理疾病症状自我评估在指南推荐意见方面是否与医疗卫生保健提供者一样有效和准确?
除了诊所专科检查之外,是否应该对精神与心理疾病患者进行随访水平的监测?	
利与弊	个体自行监测精神与心理症状的长期母婴健康结局如何? 证据基础是什么,特别是在青少年和年轻女性中?
可接受性	个体自我监测精神与心理症状对卫生工作者的接受程度如何?
价值观和偏好	青春期女孩和年轻女性如何看待自我精神与心理症状监测?

续表5-1

GRADE域集	解决差距的研究问题
资源使用	谁将承担设备的成本——卫生系统还是个人？ 成本效益考虑是什么？如何最好地定义这些考虑以包含经济和社会成本？
可行性	在无法进行精神与心理症状普遍筛查的地区实施自我监测的最佳方法是什么？
公平与人权	在资源匮乏环境中使用自我监测的证据基础是什么？ 监控器的可访问性和可用性如何？对公平有何影响？

是否应该在没有临床医生处方的情况下提供危机干预？

利与弊	在没有心理干预方案的情况下提供危机干预是否有危害？ 在没有心理干预方案的情况下,是否可以使用纵向数据来表明危机是否被正确使用并在适当的时间范围内使用？
资源使用	与从卫生工作者或诊所访问相比,在社会工作者无须心理干预方案即协同工作对最终目标人群的资源需求(成本)有多大？
公平与人权	在没有心理干预方案的情况下使用危机干预后是否有社会危害(例如亲密伴侣暴力、污名化)的证据？ 在低收入和中等收入环境中,在心理干预方案的情况下提供危机干预的挑战和限制是什么？ 在没有心理干预方案的情况下获得危机干预的障碍是什么,特别是对于边缘化人群？

是否应将精神与心理障碍症状作为临床评估的附加选项？

利与弊	确定精神与心理障碍症状作为临床评估的益处和危害的适当措施是什么？ 与在医疗机构进行的检测相比,是否存在与精神与心理障碍症状作为临床评估相关的社会危害,例如亲密伴侣暴力？ 在农村地区进行精神与心理障碍症状作为临床评估的机会有限有什么影响？ 在比较数据很少的情况下,可以整理哪些形式的证据来为干预措施提供适当的支持？
资源使用	什么是最好的(即最私密的)精神与心理障碍症状作为心理卫生处理机制,尤其是在人道主义背景下(例如难民营)？
公平与人权	在农村地区精神与心理障碍症状作为临床评估的可及性和可用性如何？ 在人道主义环境(例如难民营)中进行精神与心理障碍症状作为临床评估的可及性和可用性如何？

GRADE域集	解决差距的研究问题
是否应该在药剂师筛选后在没有处方的情况下进行相关精神与心理药理暴露前预防(Pre-Exposure Prophylaxis，PrEP)？	
利与弊	与有处方的启动相比，在药剂师筛选后无须处方即可启动精神与心理药理PrEP的好处和危害是什么？ 从药房启动其他药物或干预措施中可以获得哪些间接证据来告知基于药房的精神与心理药理PrEP启动？
资源使用	与目标人群的月收入和预期价格/成本相比，人们愿意为精神与心理药理PrEP支付多少费用？ 与有处方的启动相比，药剂师在没有处方的情况下启动精神与心理药理PrEP的成本效益如何？ 如何将药房与实验室联系起来，以促进药剂师在没有处方的情况下启动精神与心理药理PrEP？ 由药剂师在没有处方的情况下启动精神与心理药理PrEP的可持续性如何？
价值观和偏好	青少年如何看待启动精神与心理药理PrEP？他们想在哪里启动它？
药剂师是否可以在没有处方的情况下继续使用精神与心理药理PrEP？	
利与弊	与有处方的医生继续使用相比，药剂师在没有处方的情况下继续使用精神与心理药理PrEP的好处和危害是什么？ 从药房启动其他药物或干预措施中可以获得哪些间接证据来告知基于药房的精神与心理药理PrEP继续？
资源使用	在卫生工作者级联中分担精神与心理药理PrEP服务任务的成本效益如何？ 药剂师继续使用精神与心理药理PrEP的成本是多少，用户的长期自付费用是多少？
公平与人权	在药房继续使用精神与心理药理PrEP对公平性有何影响？
在性行为期间或之前使用润滑剂是否会改善性健康和幸福感？	
利与弊	精神与心理药事服务是否存在安全问题，尤其是质量较差或使用不当的润滑剂？
资源使用	精神与心理药事服务的承受能力如何？
公平与人权	精神与心理药事服务的可用性如何？某些人群是否难以访问它们？

续表5-1

GRADE域集	解决差距的研究问题
除了卫生工作者给药外,是否应提供精神与心理药事服务的自我给药?	
利与弊	与提供者管理相比,自我管理精神与心理药事服务的好处和坏处是什么? 当自我管理精神与心理药事服务时,如何最好地支持益处?
可接受性	卫生工作者如何支持以患者为中心和减少危害的精神与心理药事服务管理方法?
价值观和偏好	使用哪些精神与心理药事服务以及用于什么目的? 在哪些环境中使用?
公平与人权	一般而言,法律、政策、法规和惯例对精神与心理药事服务的使用有何影响? 文化规范如何影响对精神与心理药事服务的接受? 精神与心理药事服务的可用性、可及性(包括可负担性)、可接受性和质量如何? 精神与心理药事服务的自我管理如何影响健康权(即关于可用性、可及性、可负担性、可接受性和质量)?

七、医脉通指南

(一) 医脉通指南简介

2006年8月,北京医脉互通科技有限公司开发并运营了医脉通在线学术服务网站平台。医脉通是一个专为临床医生提供专业医学信息服务的综合平台网站,致力于医学信息传播与教育,助力中国临床医生循证医学决策。该指南平台模块定期推送内容涵盖病例大数据、专科医学知识更新库、临床指南更新、循证药事服务查询、医学继续教育培训视频以及全医药学大词典。截至2023年8月,医脉通指南平台已累计拥有600多万注册用户,是目前中国大陆地区医生使用频率和利用度最高的学术在线专业平台。医脉通涉及的精神与卫生指南包括我国医学学术协会或学会的各种类型循证实践指南,指南来自中国精神科相关专家小组、中华医学会精神病学分会、中国老年医学学会认知障碍分会、中国医师协会精神科医师分会、中国神经科学学会精神病学基础与临床分会、中国医师协会全科医师分会、双心学组、中国医师协会电休克与神经刺激专业学会和中国民族医药学会神志病分会等。

（二）医脉通指南发布情况

截至2023年8月，医脉通平台加载的指南来自：

北美地区的学术协会或学会，包括：美国睡眠医学会（AASM）、美国精神病学会（APA）、美国儿童和青少年精神病学会（AACAP）、加拿大精神病学协会（CPA）、阿尔茨海默病协会（AA）、加拿大情绪和焦虑治疗网络（CANMAT）、加拿大老年人心理健康联盟（CCSHM）、神经精神药理学与药物精神病学协会（AGNP）、医学和精神病学协会（AMP）、美国老年精神病学学会（AAGP）、哈佛南岸计划之精神药理学规范（PAPHSS）、加拿大焦虑障碍协会（ADAC）、美国精神病学和法律协会（AAPL）、美国国家睡眠基金会（NSF）、美国国家抑郁中心网（NNDC）以及美国急诊精神病学协会（AAEP）

欧洲地区的学术协会或学会，包括：英国精神药理协会（BAP）、欧洲精神病学协会（EPA）、国家精神卫生协作中心（NCCMH）、欧洲抽动-秽语综合征研究学会（ESSTS）、Down综合征医学兴趣小组（DSMIG）、欧洲儿童和青少年精神病学会（ESCAP）、欧洲皮肤和精神病学会（ESDAP）以及英国成人ADHD网（UKAAN）。

亚太地区的学术协会或学会，包括：澳大利亚与新西兰皇家精神科医师学（RANZCP）、印度精神病学学会（IPS）、澳大利亚创伤后心理健康中心（ACPMH）、日本临床神经精神药理学学会（JSCNP）、澳洲全国抑郁症协会、日本心境障碍学会（JSMD）、韩国精神病学协会（KNA）以及韩国国家青少年心理健康优化中心。

国际学术协会或学会，包括：世界生物精神病学会联合会（WFSBP）、国际双相情感障碍联盟（ISBD）、国际神经精神药理学学会（CINP）、世界立体定向和功能神经外科学会（WSSFN）、国际心身妇产科学会（ISPOG）、国际精神神经内分泌学会（ISPNE）、国际女性心理健康协会（IAWMH）以及国际营养精神病学研究学会（ISNPR）。

近10年来，随着时间的推移，中国制订的指南的数量和质量都有所提高。与2010年之前制订的指南相比，多数指南是由医学专业学会（包括其分支机构）制订的，超过1/4的指南描述了清晰、准确和可操作的建议。近年来，国家卫健委和医学专业学会（包括其分支机构）在指南制订过程中均鼓励多学科人员参与，尤其是循证医学方法学家的参与，在指南出版前一般需要进行严格的质量审查，已发表指南的利益冲突标注没有收到关注，中国指南中的利益冲突管理尚处于起步阶段，开发者的意识还相当薄弱，在医脉通已发表的中国原创指南的部分特征显示，在未来制订指南的过程中，必须妥善管理利益冲突的状况。该平台收录的抑郁障碍与焦虑障碍相关指南见表5-2、表5-3，我国COVID-19疫情期间相关新冠肺炎诊疗精神卫生服务指南和说明见表5-4。

表5-2 医脉通在线学术平台抑郁相关指南汇总表

抑郁相关指南名称	发布机构	发布时间
伴非典型特征抑郁症的临床评估与诊治指导建议	中华医学会精神病学分会	2021-04-10
伴焦虑痛苦特征抑郁症的临床诊治专家建议	中国神经科学学会	2021-02-28
忧郁/快感缺失型抑郁症临床评估与诊治指导建议指南	中国精神科相关专家小组	2021-01-30
日本专家共识:抑郁症的药物治疗	日本精神科相关专家小组	2020-01-28
NICE指南:成人抑郁症的识别和管理	英国国家卫生与临床优化研究所 (National Institute for Health and Clinical Excellence, NICE)	2020-06
NICE指南:儿童和青年抑郁症的鉴别与治疗	英国国家卫生与临床优化研究所 (NICE)	2019-10-01
临床实践指南:抑郁症与特定精神疾病共病的管理	法国精神科相关专家小组	2019-01-30
哈佛南岸计划之精神药理学规范:双相抑郁(更新版)	哈佛医学院精神科、弗吉尼亚州波士顿医疗保健系统布罗克顿协作组 (Harvard Medical School, VA Boston Healthcare System, Brockton Division)	2019-10-25
AAP指南:基层医疗中青少年抑郁症的管理	美国儿科学会 (American Academy of Pediatrics, AAP)	2018-02-26
佛罗里达最佳实践指南:成人抑郁症的药物治疗	佛罗里达专家工作组 (Florida Expert Panel)	2017-06-10
APA共识建议:重复经颅刺激治疗抑郁症的临床应用	美国精神病学会 (American Psychiatric Association, APA)	2017-05-23

续表5-2

抑郁相关指南名称	发布机构	发布时间
世界生物精神病学会指南：单相抑郁障碍的药物治疗	世界生物精神病学会联合会（World Federation of Societies of Biological Psychiatry，WFSBP）	2017-04-03
CANMAT临床指南：成人抑郁症的管理	加拿大情绪和焦虑治疗网络（Canadian Network for Mood and Anxiety Treatments，CANMAT）	2016-08-02
NICE指南：成人抑郁症的识别和管理（更新）	英国国家卫生与临床优化研究所（NICE）	2016-09
美国临床经颅刺激学会共识建议：经颅刺激治疗重度抑郁症	美国临床经颅刺激学会（Clinical TMS Society）	2016-04
ICSI卫生保健指南：抑郁症基层医疗管理（第17版）	临床系统改进协会（Institute for Clinical Systems Improvement，ICSI）	2016-03
APC临床实践指南：药物治疗与非药物治疗成人重度抑郁症	美国医师协会（American Physicians Committee，APC）	2016-02
EPA指南：慢性抑郁症的心理治疗	欧洲精神病学协会（European Psychiatric Association，EPA）	2016-03
USPSTF建议声明：儿童和青少年抑郁症筛查	美国预防医学工作组（U.S. Preventive Services Task Force，USPSTF）	2016-02
重度抑郁症治疗临床指南	加拿大情绪和焦虑治疗网络（Canadian network for mood and anxiety treatments，CANMAT）	2016-10
USPSTF建议声明：成人抑郁症筛查	美国预防医学工作组（USPSTF）	2016-01
英国精神药理协会循证指南：抗抑郁药治疗抑郁症	英国精神药理协会（British Psychopharmacology Association）	2015-05
美国心脏协会科学声明：重度抑郁症和双相情感障碍会导致年轻人加速性动脉粥样硬化和早期心血管疾病	美国心脏协会（American Heart Association，AHA）	2015-08

续表5-2

抑郁相关指南名称	发布机构	发布时间
NICE临床指南:在初级、社区和二级医疗中儿童及青少年抑郁症的识别和管理	英国国家卫生与临床优化研究所（NICE）	2015-02
WFSBP单相抑郁障碍生物学治疗指南(第一部分):单相抑郁障碍的急性和持续性治疗(2013更新版)	世界生物精神病学会联合会（World Federation of Societies of biological psychiatry,WFSBP）	2015-02
WFSBP单相抑郁障碍生物学治疗指南(第二部分):重度抑郁症的维持治疗(2015更新版)	世界生物精神病学会联合会（WFSBP）	2013-07
抗抑郁药治疗成人抑郁症指南	世界卫生组织（World Health Organization,WHO）	2012-02
ICSI成年人抑郁症初级护理指南(第14版)	临床系统改进协会（Institute for Clinical Systems Improvement,ICSI）	2011-05
青少年和青年人抑郁症临床实践指南	澳洲全国抑郁症协会（Beyondblue）	2011-02
成人抑郁症非药物治疗指南	苏格兰校际指南网络（Scottish Intercollegiate Guidelines Network,SIGN）	2010-01
重度抑郁症患者治疗实践指南	美国精神病学协会（APA）	2010-11
NICE指南对有抑郁症与慢性健康问题成年人的治疗和管理	英国国家卫生与临床优化研究所（NICE）	2009-11
NICE指南成年人抑郁症的治疗与管理	英国国家卫生与临床优化研究所（NICE）	2009-10
抑郁症治疗多学科指南	荷兰国立Trimbos心理健康研究院（Trimbos National Institute of Mental Health,Netherlands）	2008-06

表5-3 医脉通在线学术平台焦虑相关指南汇总表

焦虑指南名称	发布机构	发布时间
CANMAT/ISBD建议:双向障碍伴混合特征患者的管理	加拿大情绪和焦虑治疗网络协作组(Canadian Network for Mood and Anxiety Treatments, CANMAT)	2021-10-02
镇静催眠药合理使用专家意见	上海交通大学医学院附属精神卫生中心、中南大学湘雅二医院	2021-02-02
国际中医焦虑症临床实践指南	世界中医药学会联合会	2021-04-01
伴焦虑痛苦特征抑郁症的临床诊治专家共识	中国神经科学学会(Chinese Neuroscience Society, CNS)	2021-02-28
中国成人失眠伴抑郁焦虑诊治专家共识	中华医学会神经病学分会	2020-08-10
加拿大心境障碍与焦虑障碍治疗协作组/国际双相障碍学会指南:双相障碍的管理	加拿大心境障碍与焦虑障碍治疗协作组/国际双相障碍学会	2019-03-19
临床实践指南:抑郁症与特定精神疾病共病的管理	法国勃艮第弗朗彻大学临床精神病学服务与基础抗抑郁专家协作组	2019-01-30
CANMAT/ISBD指南:双相障碍患者的管理	加拿大情绪和焦虑治疗网络(CANMAT)	2018-03-14
苯二氮䓬类药物临床使用专家共识	中南大学湘雅二医院、北京大学第六医院	2017-02-10
综合医院焦虑、抑郁与躯体化症状诊断治疗的专家共识	中华医学会神经外科学分会	2016-12-30

续表5-3

焦虑指南名称	发布机构	发布时间
新西兰卫生部临床实践指南：焦虑障碍	新西兰卫生部（New Zealand Ministry of Health）	2015-06-01
加拿大临床实践指南：焦虑障碍、创伤后应激障碍与强迫性障碍的管理	加拿大焦虑障碍协会（Anxiety Disorders Association of Canada, ADAC）	2014-07-02
BAP指南：焦虑性障碍、创伤后应激障碍和强迫性精神障碍的循证药物治疗	英国精神药理协会（British Association for Psychopharmacology, BAP）	2014-04-08
NICE临床指南：社交焦虑障碍的诊治临床指南	英国国家卫生与临床优化研究所（NICE）	2013-05-22
加拿大焦虑与心境障碍治疗网络双相障碍治疗指南（更新版）	加拿大情绪和焦虑治疗网络（CANMAT）	2013-01-01
初级保健应用药物治疗焦虑障碍、强迫症和创伤后应激障碍指南	世界生物精神病学会联合会（World Federation of Societies of Biological Psychiatry, WFSBP）	2012-04-20
NICE 成人广泛性焦虑障碍和惊恐障碍（伴或不伴广场恐惧症）指南	英国国家卫生与临床优化研究所（NICE）	2011-01-26
NICE/NCCMH 成人广泛性焦虑障碍诊断治疗指南	英国国家卫生与临床优化研究所（NICE）	2011-01-26

表5-4　中国COVID-19暴发期间精神卫生服务指南和说明摘要汇总

（2020-01—2021-12）

学术专业组织	指导方针和说明
同济大学东方医院医学院；中国国际应急医疗队（上海）	发表了"与COVID-19感染相关的心理健康和人文关怀问题"
中国疾病预防控制局国家卫生健康委员会	《COVID-19肺炎疫情紧急心理危机干预原则》发布
中国疾病预防控制局国家卫生健康委员会	《针对COVID-19流行病的紧急心理危机干预原则解读》发布
中国精神病学会与中国精神病学会联合心理使团、中国心理健康危机干预委员会	《【新型冠状病毒科普知识】(54)如何帮助一线医护人员缓解心理压力》发表
中国灾害应急救援医学会心理救援分会	《新型冠状病毒肺炎国家危机干预平台》研制成功
中国心理学会	《COVID-19疫情期间心理援助热线工作指南（草案）》发表
中国精神医学会联合心理学会与中国精神病学会、中国心理健康危机干预委员会	《【新型冠状病毒科普知识】(66)公众应该如何面对疫情带来的心理恐慌?》发表
中国精神病学会	《一线医务人员心理调整：中国精神病学会的建议》发表
中国疾病预防控制局国家卫生健康委员会	《关于建立应对COVID-19疫情心理援助热线的通知》发布
	《关于建立应对COVID-19疫情心理援助热线的通知的解释》发布
中国精神医学会联合心理学会与中国精神病学会、中国心理健康危机干预委员会	《【新型冠状病毒科普知识】(71)如何利用网络完成自我心理干预?》发表
中国心身学会	《新型冠状病毒感染的肺炎防控精神卫生服务干预方案（草案）》发布
中国心理卫生协会	《新型冠状病毒感染的肺炎公众心理自助指南》发表
中国心理学会	《特殊时期网络心理咨询指南（一）》发表
中国疾病预防控制局国家卫生健康委员会	《应对新型冠状病毒肺炎的心理调整指南》发布

续表5-4

学术专业组织	指导方针和说明
国务院疾病预防控制局应对新型冠状病毒感染联防联控组	《新型冠状病毒肺炎疫情期间心理援助热线指南》发布
中国心理学会	《抗击新冠肺炎的心理反应》视频上传
中国生理学会	《发挥优势抗击疫情——中国生理学会报告》发表
中国精神病学会、中央广播电视台	《新型冠状病毒肺炎疫情期间心理干预网络课》视频上传
中国心理学会	《企业、组织、机构应对疫情心理建设手册》出版
中国心理学会、中国心理健康协会中国社会心理学会	《新型冠状病毒感染的肺炎防控期间在线心理援助服务指南》发布
中国健康教育中心、中国国家卫生健康委员会疾病预防控制局、中国医师协会	《新型冠状病毒肺炎疫情国民心理健康手册》出版
国务院新型冠状病毒感染的肺炎疫情联防联控机制综合组	《关于加强新冠肺炎疫情期间严重精神障碍患者救治管理的通知》发布
中国精神病学会	《传染病暴发(新型冠状病毒肺炎)防控期间精神障碍患者路径管理与应对策略专家共识》发表
中国国家卫生健康委员会	《关于加强新冠肺炎疫情期间严重精神障碍患者救治管理的通知解读》发布
国家卫生健康委员会疾病预防控制局、北京大学六医院、国家精神卫生项目办公室、中国疾病预防控制中心	《【新型冠状病毒科普知识】(184)个体如何调整心理状态?》发表 《【新型冠状病毒科普知识】(185)疫情死亡人员家属如何调整心理状态?》发表
中国疾病预防控制局国家卫生健康委员会	《应对新型冠状病毒肺炎的心理调整指南》发布
国务院疾病预防控制局应对新型冠状病毒肺炎联防联控组	《新型冠状病毒肺炎疫情期间心理援助热线指南》发布
国家卫生健康委员会疾病预防控制局、北京大学六医院、国家精神卫生项目办公室、中国疾病预防控制中心	《【新型冠状病毒科普知识】(198)复工员工如何释放焦虑?》发表

COVID-1 暴发期间，为降低疫情期间各类人群出现精神心理问题的风险、促进社会稳定，国家卫生健康委员会将心理危机干预纳入疾病预防工作的总体部署。2020 年 1 月 27 日，我国疾病预防控制局发布了《关于印发新型冠状病毒感染的肺炎疫情紧急心理危机干预指导原则》。该指导原则要求各省、自治区、直辖市的 COVID-19 疫情联防联控工作机制领导、协调心理危机干预及相关活动，并提出以下工作重点，涉及患者心理危机干预工作包括三个关键点：

（1）了解受 COVID-19 疫情影响的不同人群的心理健康状况；

（2）识别有自杀和攻击风险的风险人群；

（3）为有需要的人提供适当的心理干预。

目标人群分为 4 个级别：

一级人群包括最容易出现心理健康问题的人群，例如确诊感染或严重身体状况的住院患者、一线卫生专业人员和行政人员；

二级人群包括具有非典型感染症状的孤立患者（例如密切接触者和疑似感染患者）和发热门诊的患者；

三级人群包括与一级人群和二级人群密切接触者，即参与 COVID-流行病应对的家庭成员、同事、朋友和后方救援人员（组织管理者和志愿者）；

四级人群包括受疫情防控措施影响的人群、易感人群和公众。

参考上述原则，我国各精神心理健康协会及学会成立了专家组，发布了各类精神卫生服务指南及面向公众的教育文章/视频，例如中华医学会发布的《关于防控新型冠状病毒感染肺炎疫情心身健康服务干预方案》、中国医师协会发布的《新型冠状病毒肺炎全民心理健康实例手册》、中国心理卫生协会发布的《新型冠状病毒感染的肺炎公众心理自助与疏导指南》、多学会联合发布的新型冠状病毒科普知识系列科普读物以及中国心理学会发布的《抗击新冠肺炎疫情中的心理应对》系列视频等。

（本章作者：王从辉、潘元青）

第六章　医学本科生循证医学临床前科研储备能力培养

大力提升人才培养水平，不断探索和完善创新人才培养的多样化模式，培养适应创新型国家建设需要的高素质创新人才，是健康中国2030战略的重要内容之一。提升医学本科生科研素质非常重要，其是高校人才培养工作重点目标，要求医学生不仅要拥有稳定的专业基础知识、临床技能，还要树立科研思维。目前我国大部分医学高校都开展了科研能力培养工作，甚至部分医科大学还开展了专业性的创新科研活动，提高学生对科研的兴趣。但问题在于，其培养工作还是广受传统思维和模式的限制，无法提高学生的创新能力。所以加强教学和科研的融合性，既可以让学生在学习过程中提前接触科研领域，还可以让学生在学习理论知识和相应技能时，形成完整的医学研究框架，为从学生转为学者提供助力，避免出现过于关注基础理论、忽视科研能力等情况。1992年，Gordon Guyatt 等在 *JAMA* 上发表第一篇循证医学文章以来，循证医学以其独特的视角，科学的方法和跨学科、跨地域合作的创新模式，迅速传播到150多个国家和地区的卫生领域和医学教育各个方面，成为20世纪医学领域最具影响力的创新之一，正在成为医学高级专业人才培养方案中方法学教育培训的重要内容之一。

一、循证医学在临床医学教学的现状和意义

（一）循证医学在临床医学教学的现况

2008年教育部、卫生部颁布的《本科医学教育标准》将"循证医学"列为医学专业的必修课程。《本科医学教育标准》要求通过"循证医学"课程教学，提升学生的循证医学意识、科研求证创新能力与社会服务能力，培养具有创新意识和创新能力的拔尖人才。

循证医学理念和基本方法临床医学领域的教育、科研和转化实践还相当有

限，我国临床流行病学与循证医学的学科建设和组织发展均起源于四川大学华西医院（原华西医科大学附一院）。四川大学华西医院分别于1983年和1997年建立了全国首个临床流行病学教研室和卫生部中国循证医学中心，是国内首个循证医学学位点，最早为全国培养循证医学硕/博士研究生及师资，编撰国内首本本科/研究生教材《临床流行病学》《循证医学》，至今已有近40年的发展历程，拥有较高的国际知名度，处于全国领先地位。

自2014年起，四川大学华西医院循证医学教育部网上合作研究中心在继承临床流行病学和循证医学传统优势基础上，引入并融合信息科学、人工智能和计算机等多学科优势，最早在国内西医院校提出"真实世界数据研究"新兴交叉学科方向，至今已取得系列标志性成果，有广泛的学术影响力。循证医学被赋予提高医疗卫生事业服务效能的深切厚望。目前，四川大学华西医院循证医学教育部网上合作研究中心与覆盖22个省（市）的18个分中心共同形成了全国性高校机构网络，并分别围绕临床评价、临床指南制作和现代中药研发三大方向，联合国内外知名高校、科研机构专家学者，形成了全国性研究者网络，正在加大贯彻执行教育部和卫生部在本科生、研究生教育中开设循证医学课程和在医务人员中进行循证医学继续教育的力度，尽快在各分中心和地区实践中心所在院校开设临床科研设计和循证医学课程，加强和深化循证医学理念和方法学的推广和研究。这些可喜的学科发展与提升，让我们充分认识到循证医学教育对于培养高素质临床医学人才的重要性，加快循证医学专业和学科师资队伍建设，造就一批循证医学的教育家和方法学家，方能造就大批高素质临床医学人才，并成为与其他学科领域进行学科交叉和方法学互补的不竭源泉。

（二）循证医学在临床医学教学的意义

将医学生创新教育有效地纳入"循证医学"教学之中，探索培养具有科学精神、创新意识、创新能力的复合型医学人才培养模式，不但有利于他们掌握专业基础理论、基本知识和基本技能，还能帮助他们及时了解本学科的发展趋势和前沿信息，优化知识结构，因此，提高循证医学教学质量和优化教学策略是本章研究的主要目的。回顾过去，中国的循证医学在学科、平台、梯队和知名度方面已取得阶段性成果，开设循证医学课程的高校逐步系统地培养具有创新性研究能力的复合型人才，在应对医疗服务质量不断提升的新挑战，在服务国家重大疾病防治、深化医改和医学教育改革中具有重要的社会价值和科学意义。

二、循证医学相关课程教学设计基本思路

在本科生创新研究课程体系系统引入循证医学的理念、原则和方法，帮助本科生在学术研究起点，学会掌握自我更新医学知识、对临床问题创证引证、转化临床实践实证问题、普及循证医学方法学以及促进各类原始研究、二次研究、政策研究等的全程教育质量控制；通过向医学专业学生传授运用最佳研究证据，结合医生临床实践和病人意愿，制定具体治疗方案的基本理论和方法，培养学生解决问题的能力，训练学生临床循证研究思维，为提高医疗卫生服务水平和科研质量打好基础。

（一）循证医学课程与本科生科研能力培养的内涵理念、原则和方法

1. 循证医学课程与本科生科研能力培养的内涵理念

近年来，循证科学快速发展的贡献有目共睹，在临床研究注册与伦理监管、研究数据撰写和发表规范、理想条件与真实世界研究、平均结果与个体化决策、国际标准的本土化证据生产、评价和转化应用、绩效评估、循证方法学改良、国家基本药物目录循证调整、重要临床卫生规程循证决策、中医药循证研究的国际化示范等领域，深刻影响我国卫生政策、医疗实践、医疗保险、健康促进、医药科研、医学教育、新药开发等诸多领域，促进我国以及全球卫生信息交换与资源共通，确保高质量的知证决策，为推动更好的现行医疗健康系统做出了积极的贡献。循证理念和基本方法在其他领域的应用日渐广泛的同时，其在学科建设、人才培养、循证教育与管理、循证教育改革及评估、循证健康促进与循证实践指南领域的应用还相当有限。

2012年，教育部、卫生部提出共同实施"卓越医生教育培养计划"。该计划提出，"强化医学人才是卫生事业发展第一资源的理念，遵循医学教育规律和医学人才成长规律，从我国国情出发，借鉴国际有益经验，立足长远制度建设，着眼当前突出问题，以提高人才培养水平为核心，改革人才培养模式，创新体制机制，培养适应我国医药卫生事业发展的高水平医学人才，提升我国医疗卫生服务能力、水平和国际竞争力"。

循证医学课程对本科生科研能力培养的内涵理念体现在，循证医学的知识不应只存在于临床实践中，循证医学的知识传播、科研体量产出与转化应用，医学高等教育人才不应该游离于该系统之外，高质量的证据概念和循证医学意

识是否逐步植入医学高等教育系统，这与循证医学教育的基础应用驱动能力密切相关。

2. 循证医学课程与本科生科研能力培养的原则和方法

我国正在分阶段实施"卓越医生教育培养计划"促进医学事业人才培养，学科之间方法学交叉对培养学生的循证精神非常关键。循证医学理念在本科生科研能力培养的原则为证据应用的先占意识通过循证教育传播，激发现有的医学高等教育知识转化的方向和效力。高质量的研究结论能够提供这样一种可能，依据跟进、植入、整合、评价、分类、遴选和有效利用，能够有力地促进医学高等教育向循证医学终身学习的方向变革。

循证理念对本科生科研能力培养的方法为探索循证医学理论与实践双向流通的途径，创建学科理念，培养师资，打造综合教学平台，编写方法学鲜明的《循证医学》教材，并且能够像自然科学那样，通过科学、精准的教育实践方法让理论变成实践的教育产品，以知识模块为主导，以解决问题为主线，以创新研究能力和综合科研素养的培养提高为目标，采取立足于学生的研究性、主动性、拓展性、开放型学习，结合教师带领的研究实践团队，开展讨论式的开放式教学，结合以问题为中心（Problem Based Learning，PBL）教学、案例教学、实施导师制、开展学生子课题研究、定期进行学术讲座交流等综合教学方法。

（二）构建基于本科生科研能力培养的循证医学教学体系

1. 探索开设医学信息检索与利用、循证医学方法学基础、临床流行病学概论、Meta分析与系统评价方法以及卫生知证工具与卫生政策简报制作等系列课程，衔接部分研究生科研能力课程。

2. 充分利用数据库积累的大量不同专业领域的科研立题课题、申报成果、各类在线医学与健康管理型智库、大学生创新创业大赛项目申报等方面的资源，探索本科生在校期间模拟科研项目申报式的课堂案例教学模式。

3. 根据授课对象的不同，构建个性化的课程内容体系，达到因专业施教的目标，引导学生进行知识挖掘、创证用证、客观评价传统经验医学的利弊，具有将传统经验医学和循证医学有效结合的意识。

4. 熟悉专业知识更新的方法和途径，具体包括能有效地获取信息，能科学地阅读医学文献，对文献、研究证据能进行真实性评价。

5. 建构循证转化研究能力，包括能运用循证医学的基本原理分析、解决临床具体问题，通过循证医学方法自主探索，来解决临床大数据问题。

（三）建立"以问题为中心、任务驱动项目"线上线下一体化循证医学在线教学平台

构建循证医学课程与知识转化在线平台与网络教学实验中心，该教学平台包括循证医学的基本知识，常用医学证据的分类、分级与推荐，文献评价，证据检索及临床研究常用设计方案，医疗决策与临床路径，临床实践指南与后效评价，卫生经济学评价与应用，任务考核以及前沿研究进展等知识模块。采取在线精品课程筹建模式，依托该网页版教学平台，以课堂讲授为辅，链接自建数据库资源，以"以问题为中心（PBL）"展开互动式的教学模式。

（四）研发本科生研究能力培养学习指南与考核评价体系

研发课程试题库资源，对接国家临床执业医生资格考试综合医学能力考试知识框架，循序渐进地推进重点难点知识点和考点的结合，利用学科交叉立体培养学生的应试能力，考查学生的基本理论掌握情况和转化应用情况。开发学生过程性考核和教学评价体系，探索科研开题答辩及见习报告、实习报告考核，开发反映PBL教学内容的系统考核方案，完善口头报告、现场答辩的考核论证环节，考查学生对整体知识的掌握情况和能力获得效果，形成考核资源，入库自建在线教学平台，进行后效评价研究。

三、循证医学在临床医学教学研究调研与教学方案设计

基于本学期项目进度的安排，项目教学改革基于循证医学临床转化应用路径研究-基于本科生创新研究能力培养的探索模式，针对桂林医学院不同年级、不同专业的本科生开展循证医学教学改革尝试。

（一）循证方法学教学调研

桂林医学院本科生已经进行了"循证医学在本科生创新研究能力认知程度"与"循证医学知识的需求"教学研究合作项目调查。具体包括：调查对象本科生社会人口学信息与专业信息、循证医学的核心思想、学习循证医学的主要目的、循证卫生保健理念、学生对循证医学学习需求和偏好、循证医学核心方法学技能以及医学生循证医学知识储备和转化应用角度，对桂林医学院部分医学生循证医学教学策略和途径的影响因素等内容进行问卷调查。

该项目主观调查项目具体内容包括：是否有助于提高医学生的医学基础知

识和临床技能，是否有助于提高职业价值和严谨性，临床诊疗流程的循证评估
能力的影响因素，是否有助于提高医学生信息管理和职业素养（信息管理意
识、信息捕获意识、信息应用意识、信息检索意识、信息获取能力、信息处理
能力、信息利用能力）和批判性思维（寻找真相、开放思想、转化研究能力）
等。具体调查结果见表6-1～表6-4以及图6-1、图6-2。

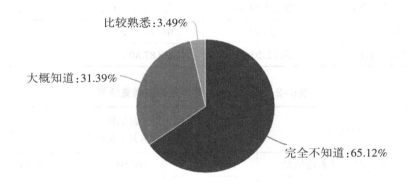

图6-1　循证医学基本概念调查结果

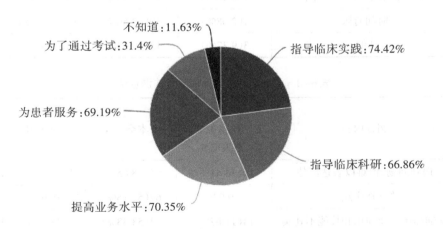

图6-2　学习循证医学的目的调查结果

表6-1 依据PICO原则正确地构建临床问题调查结果

调查内容	会	不会	小计
缺乏背景知识	21(18.58%)	92(81.42%)	113
文献资料不会筛选	18(22.78%)	61(77.22%)	79
不会评价文献质量	18(21.95%)	64(78.05%)	82
英文阅读障碍	20(21.74%)	72(78.26%)	92
看不懂统计结果	18(20.93%)	68(79.07%)	86
其他:[详细]	5(12.20%)	36(87.80%)	41

表6-2 常用医学数据库利用度调查结果

调查内容	经常使用 (每周1次以上)	偶尔使用 (每月1次以上)	没使用过	小计
遇到问题,但难以表达清楚	10(9.01%)	56(50.45%)	45(40.54%)	111
缺乏临床经验	6(4.58%)	72(54.96%)	53(40.46%)	131
基础临床专业知识和技能不扎实	7(5.83%)	67(55.83%)	46(38.34%)	120
提出问题的范围不恰当	7(8.75%)	46(57.50%)	27(33.75%)	80
不能从患者的角度考虑问题	4(6.90%)	31(53.45%)	23(39.65%)	58
时间有限	1(2.08%)	30(62.50%)	17(35.42%)	48
其他:	3(9.37%)	13(40.63%)	16(50%)	32

表6-3 学生医学数据库使用方法调查结果

调查内容	熟练使用(会制定比较完善的检索策略)	基本会使用	不会使用	小计
遇到问题,但难以表达清楚	16(14.41%)	54(48.65%)	41(36.94%)	111
缺乏临床经验	13(9.92%)	67(51.15%)	51(38.93%)	131
基础临床专业知识和技能不扎实	14(11.67%)	64(53.33%)	42(35.00%)	120
提出问题的范围不恰当	10(12.50%)	45(56.25%)	25(31.25%)	80
不能从患者的角度考虑问题	8(13.79%)	28(48.28%)	22(37.93%)	58
时间有限	4(8.33%)	27(56.25%)	17(35.42%)	48
其他:	1(3.13%)	13(40.63%)	18(56.24%)	32

表6-4 循证医学关键方法学概念理解程度

调查内容	熟练使用（会制定比较完善的检索策略）	基本会使用	不会使用	小计
相对危险度（RR）	13(12.50%)	48(46.15%)	43(41.35%)	104
优势比（OR）	10(11.36%)	45(51.14%)	33(37.5%)	88
系统评价	8(8.70%)	51(55.43%)	33(35.87%)	92
比值比	9(11.25%)	41(51.25%)	30(37.5%)	80
Meta分析	8(10.53%)	37(48.68%)	31(40.79%)	76
可信区间	8(10.53%)	37(48.68%)	31(40.79%)	76
异质性	5(8.77%)	30(52.63%)	22(38.60%)	57
发表偏倚	5(8.77%)	30(52.63%)	22(38.60%)	57

（二）循证医学PBL转化研究与学习小组工作路径

用统一调查表调查入组同学的基本情况。由独立的1名教学辅助研究人员利用计算机产生随机序列号，并将25名本科生分为PBL教学组（Problem-Based Learning，PBL组）和传统教学组（Lecture Based Learning，LBL组），其中PBL组10名本科生，LBL组15名本科生，该教学辅助研究人员不参与本科生分组工作，也不参与以后的项目进行过程。对考试和调查结果的统计分析人员采用盲法。

（三）循证方法学教学研究方案

1. PBL组

每班5人为1小组，每组民主推选1名组长，负责组织讨论和记录。教师教学模式问题设计：教师根据大纲要求构建问题而解决问题的方案不是单一或一成不变的，需要综合多个领域的知识和概念，且往往没有唯一的正确答案。学生自主学习：小组确定主题，制订学习计划，分工协作，多途径（教材、期刊、中英文数据库、网络资源等）收集相关资料，通过自学、小组讨论后形成自己的观点，并制成PowerPoint为集中讨论做准备，同时记录整个过程。师生集中讨论：授课当日教师先利用较短时间概述有关的基本概念、最新研究进展等内容，然后以问题为中心进行集中讨论，每组选1名学生代表小组发言，其他学生共同参加讨论，教师起引导和启发作用，控制讨论的范围及时间。总结：教师对共性的、争议大的、疑难的问题进行讲解分析，解答构建的问题，归纳总结本次课程的重点及难点。

2. LBL组

采用教师全程讲授、学生听课的传统教学模式。

（四）教材及教师

2组教材均采用李幼平主编的《循证医学》（人民卫生出版社，2014版）、王家良主编的《循证医学》（第2版）（人民卫生出版社，2016版）。

（五）效果评价

1. 主观指标

问卷调查：课程结束后对 PBL 组和 LBL 组采用无记名方式进行问卷调查，了解本科生对 PBL 教学模式和 LBL 教学模式的认识、看法、希望及具体意见。

座谈会：定期召开 PBL 转化研究与学习小组座谈会，每组组长和指导教师参加。在召开座谈会之前，每组组长广泛收集该组学生对 PBL 教学模式的意见和建议。

2. 客观指标

2组采用相同考试方式（闭卷）和试卷，试卷采用百分制，试卷内容包括基础知识、提出问题、检索证据、评价证据和应用证据等。

对 PBL 组和 LBL 组基础知识、提出问题、检索证据、评价证据、应用证据和总成绩之间进行比较分析。

循证医学 PBL 转化研究与学习教学方案如表6-5。

表6-5　循证医学 PBL 转化研究与学习教学方案

选择研究方向与准备开题报告		
项目成员	专业	
韦雅婷	2019临床医学	The analgesic effect of combined application of general anesthesia and Pecs on breast cancer patients after operation: A systematic review and meta-analysis.
陈远清	2019临床医学	
陈　虹	2018临床医学	
陈柚宇	2018临床医学	
李文玉	2019临床医学	
覃海逢	2019临床医学	
何超泉	2019临床医学	
陈重亦	2018公共卫生管理	

· 循证医学的基本概念 · 实现循证医学的基本条件和方法 · 为什么要提出临床问题？怎样提出问题？ · 什么是循证卫生决策/政策简报？	· 临床研究证据的分类 · 临床研究证据的分级 · 临床研究证据的来源	· 知识交叉与知识转化训练与辅导 · 篮墨云班课预习循证医学与临床流行病学的关系 · 篮墨云班课预习循证医学常用工具包 · 篮墨云班课预习循证医学常用软件及其安装流程
· 医学信息检索技术 · 医学信息检索途径 · 检索课题分析	· 医学信息检索步骤 · 医学信息检索效果评价 · 维普资讯网（含简介、检索规则、检索方法、检索结果处理）	· 熟悉检索基础知识 · 细化自己的研究课题 · 预习24日授课内容
· 中国生物医学文献数据库（含简介、检索规则、检索方法、检索结果处理） · 中国知网数字出版平台（含简介、检索规则、检索方法、检索结果处理） · 维普数据知识服务平台（含简介、检索规则、检索方法、检索结果处理） · 万方医学网（含简介、检索规则、检索方法、检索结果处理） · 主要中文数据库比较分析	· PubMed（含简介、检索规则、检索方法、检索结果处理） · Cochrane Library（含简介、检索规则、检索方法、检索结果处理）	· 熟悉主要中文数据库检索方法 · 结合自己专业找2份不同疾病的完整病例 · 预习前期日授课内容

利用PICOS要素构建研究问题：开题报告的修正撰写感悟

· 文献阅读与评价 · 系统评价和Meta分析安全分析（1例、3例和4例） · 系统评价和Meta分析报告规范解读	· 系统评价和Meta分析选题 · 系统评价和Meta分析撰写	· 熟悉系统评价和Meta分析规范全部条目 · 修改已经撰写的系统评价和Meta分析内容 · 预习前期日授课内容

续表6-5

· 系统评价和Meta分析撰写——讨论、参考文献撰写 · 系统评价和Meta分析撰写应注意的问题 系统评价和Meta分析 · 撰写的系统评价和Meta分析修改（基于系统评价和Meta分析报告规范）	· 撰写的系统评价和Meta分析修改（基于系统评价和Meta分析报告规范） · 循证系统评价和Meta分析撰写及实例剖析 · 文献综述案例分析	· 修改已经撰写的系统评价和Meta分析内容 · 预习前期日授课内容
· 文献综述的定义、种类、特点、作用 · 文献综述的撰写步骤 · 文献综述的撰写——标题、作者和前言撰写	· 文献综述撰写——正文和结论撰写 · 文献综述撰写应注意的问题 · 撰写的文献综述修改	· 修改已经撰写的文献综述内容

论文初稿、修正和学习心得总结

· 复习与总结
· 评价临床研究证据的重要性
· 如何高效阅读医学文献？
· 如何评价临床研究证据？
· 各类研究证据的评价原则
· 医学和不良反应研究证据的应用
· 诊断性研究正确的应用
· 防治性研究准确的评价和应用
· 预后性研究证据的应用
· 临床指南的评价与应用
· 临床决策分析评价与应用
· 如何进行熏制医学实践的后效评价
· 中医药实践循证医学的探索

论文投稿与PBL学习总结与报告

（七）在线培训课程情况

定期与PBL小组学生进行线上答疑和项目研究技术培训。具体网课情况如图6-4至图6-12所示。

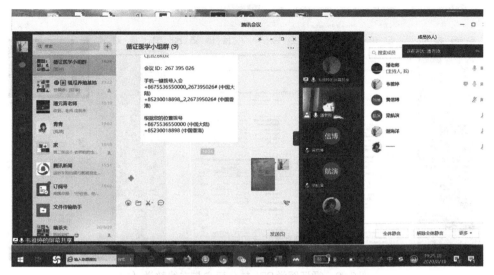

图6-4　循证医学PBL转化研究与在线教学（1）

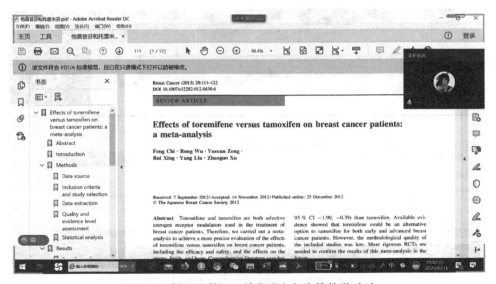

图6-5　循证医学PBL转化研究与在线教学（2）

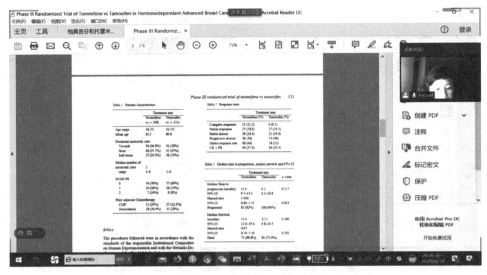

图6-6 循证医学PBL转化研究与在线教学（3）

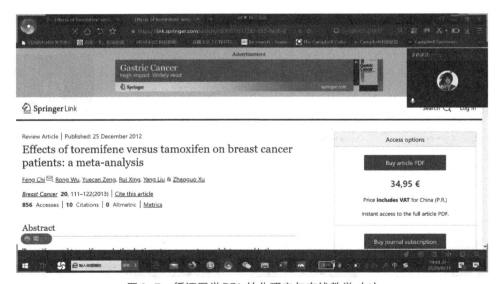

图6-7 循证医学PBL转化研究与在线教学（4）

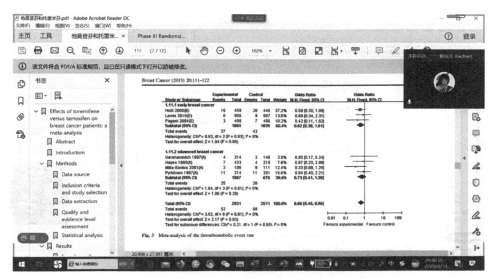

图6-8　循证医学PBL转化研究与在线教学（5）

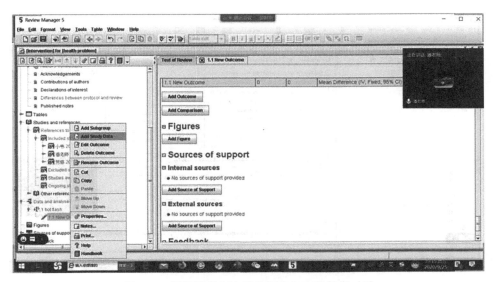

图6-9　循证医学PBL转化研究与在线教学（6）

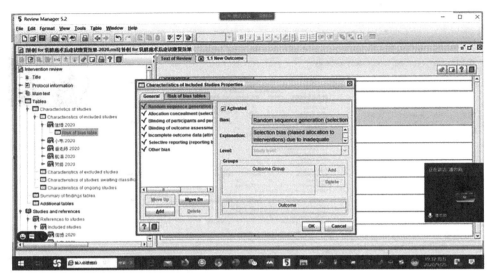

图6-10 循证医学PBL转化研究与在线教学（7）

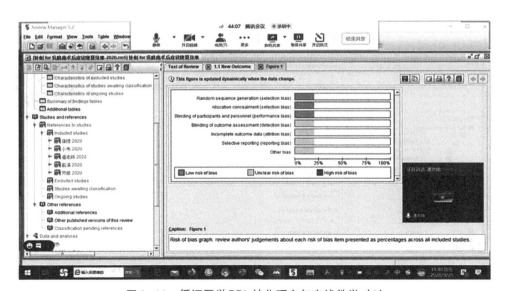

图6-11 循证医学PBL转化研究与在线教学（8）

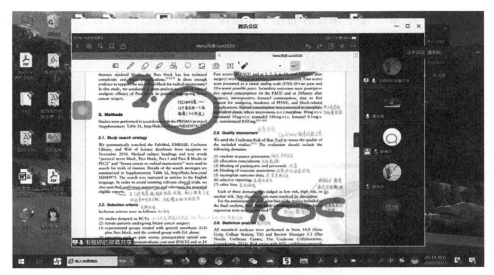

图6-12　循证医学PBL转化研究与在线教学（9）

（八）在线附复合课程群建设情况

该教学研究项目已经建立了"循证医学临床转化研究与教学协同"在线复合型教学金课平台（见图6-13至图6-15，表6-5），集教学研究模块、方法学前沿进展模块、高级培训模块和在线课程资源模块于一体，辅助配备蓝墨云班课、腾讯课堂、雨课堂辅助教学资源。该平台已经建立教学课件、电子教案、教学案例、循证医学学习题集、循证医学软件与培训工具、前沿研究最新文献资料、课程资源动态展示功能和部分微课视频。

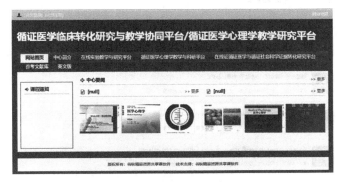

图6-13　循证医学PBL转化研究与教学平台（10）

（九）腾讯课堂、蓝墨云班课在线教学建设成果

腾讯课堂、蓝墨云班课平台能够便捷地加入教师与学生，并按照课程和班

级进行归档，非常便于课程群的建立和选课学生的查找，也方便进行教师间的交流。直播视频、音频会议讨论模式都比较便捷，同时具备作业投票、填表、预约时间以及群直播回看等功能。

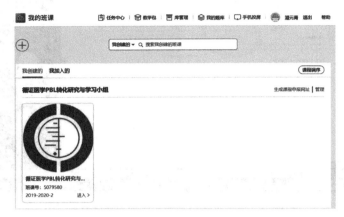

图6-14　循证医学PBL转化研究与教学平台（11）

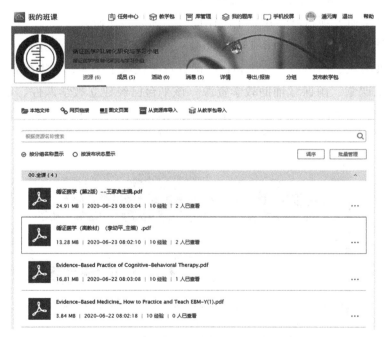

图6-15　循证医学PBL转化研究与教学平台（12）

截至结项，项目组负责人与教学设计使用PICO（T）框架创建一个大纲，以确保问题是可搜索和应答的。PICO（T）代表人群、干预、比较、结果和时间框架。学生在每个标题下写信息，以描述正在处理的情况和所追求的期望结果：

人群（population），例如儿科重症监护患者。

干预（intervention），例如安全、准确的鼻十二指肠插管的最佳做法指引。

比较（comparison），例如目前的做法与最佳实践建议相比较。

结果（outcome），例如促进患者的安全和舒适。

比较应该将最佳实践建议与当前的循证实践进行比较，整合指南手册建议质量的改进，协调、优化现有的资源和临床路径，引导学生将循证指南纳入评价指标体系中，通过证据产生、证据综合、证据／知识传播和证据应用循证实践过程，培养学生知证、查证、引证的能力，生成学生循证应用能力考核清单（表6-6）。

表6-6 实验组教学内容

知识模块	教学内容	结局指标
循证基础知识	Cochrane协作网与循证医学 循证发现提出和构建专业问题 循证患者指南的功能与应用 循证医学在健康相关生命质量的评价	证据属性来源与功用
循证方法学技能	循证医学证据的分类、分级和来源 文献检索与质量评价 网络资源与引证应用 患者安全管理证据的确认与评价 基础临床诊疗与最佳证据应用	证据综合
PBL案例分析 对分课堂	临床诊疗证据的基本特征与循证临床诊疗实施的基本步骤 专科临床诊疗利用最佳指南证据的照护计划与实施 基于循证的持续临床诊疗质量改进和临床审查：专科临床诊疗案例分析 最佳临床诊疗指南在结肠癌术后造口患者中的应用 循证患者指南实例解读——住院冠心病患者指南执行及预后分析 超说明书用药与循证临床诊疗用药	知证、查证、引证

该教学研究项目接近尾声阶段，指导教师正在指导学生 SCI 论文投稿。投稿题目："The analgesic effect of combined application of general anesthesia and Pecs on breast cancer patients after operation: A systematic review and meta-analysis"，学生投稿杂志为 *European Journal of Surgical Oncology*。

该项目以基于问题研究、遵循证据决策和"以培养学生的循证研究能力和创新能力"为导向，采用基于临床问题教学、从启迪学生的循证医学思维、引导学生自己提出临床问题为切入点开展课程教学。指导学生在临床实践中用批判性的思维提出问题、分析问题，用循证医学的方法研究问题、解决问题，提高了学生查证、创证、用证的创新研究能力。参加项目的本科生在学习"循证医学"课程的过程中，在教师指导下，结合临床常见病、多发病的诊治实践，提出包括胃癌、乳腺癌等 20 余种疾病诊治方面长期存有争议的问题开展查证、创证、用证研究，产出了一批具有高显示度的成果。其中 2018 级本科生韦雅婷关于循证研究的成果 "The analgesic effect of combined application of general anesthesia and Pecs on breast cancer patients after operation: A systematic review and meta-analysis"，正在投稿 SCI 期刊 *European Journal of Surgical Oncology*（影响因子 3.454）。

该项目负责人以排名第一身份获得 2020 年度广西教育厅第十九届广西高校教育教学信息化大赛微课教学比赛二等奖和 2020 年度桂林医学院 2020 年信息化大赛一等奖。项目负责人以第一作者发表教学论文 2 篇。

本研究通过循证医学教学模式的探索，构建了临床实践能力、科研创新能力与社会服务能力三位一体的拔尖创新人才培养模式，培养了一批具有创新意识和创新能力的本科生，取得了良好效果，得到国内外同行的广泛关注和高度评价。

（十）项目研究的自我评价

该研究可及的教学模式可信度强，依靠周密的教学研究设计、系统的方法学创新、追踪循证医学教学系统中的教学目标，探讨将循证理念与方法运用在医学、信息科学的跨学科交叉合作，多指标建立基于循证证据的本科生循证医学标准化路径，尤其在教学层次及优势方案的评价方法学研究视野前瞻。

申请人先后主持中央高校基本科研业务费专项资金循证医学项目，目前已获得省部级（医疗卫生专项）"循证医学系统评价结果的适用性评价研究"项目。前期研究的评价思路与方法，为建立基于证据的本科生创新研究能力标准化路径研究提供了方法学参考，为循证医学课程质量提升积累了研究经验。部分研究成果被教学医院在临床教学工作中借鉴应用，取得了较好的临床疗效，特别是极大地提高了医学生的专业素养，取得了良好的教学效果和临床益处。

通过该项研究，我们清晰又深刻地意识到，循证教育资源的利用度存在不平衡状态，循证医学基础知识传播与转化应用速度缓慢，循证临床医学实践指南面临非均衡生产、在初级卫生保健领域转化应用薄弱的窘迫处境，这与循证实践全球化和数字化的快速推行现况形成强烈反差。截至2023年，针对循证临床医学系统方法学培训与继续教育，科研合作和实践应用也主要集中在四川大学（2009年）、北京大学临床医学学院（2012年）、广州大学（2010年）、兰州大学（2009年）、香港中文大学临床医学学院（1997年）、上海复旦大学临床医学学院（2004年）、武汉大学中南医院–循证与转化医学中心（2014年）、北京中医药大学临床医学学院（2015年）。我国其他地区医学高等院校在循证医学教育领域，还呈现局部空白局面的状态。临床医学人才培养变革的观念、与前沿国际标准衔接的知识传播趋势，要求我国医学高等教育体系中卫生保健教育提供者、教育政策制定和管理者，从循证临床医学教学理念、教材编写、教学方法、评价方式入手，培养学生的科学精神、探索能力、创新能力模式的能力。在本章中该教学研究项目工作，较好地完成了项目预定的关键教学目标，获得了明显的教学效果。

（十一）循证方法学教学推广价值及后效评价

本章中的教学研究项目借鉴循证卫生医学与保健的过程，传播循证临床诊疗实践的基础教育和高级继续教育培训，对接国际前沿专业进展，以PBL案例教学的方式，建设我们的循证卫生保健人才培养框架、执行标准和教学资源库，探索了循证教育的教育工作路径，大胆探索临床医学本科生以及在岗护士知识能力的培养和应用，对循证医学的教育实践价值、科学模式、内容规范做出清晰、明确的阐述和总结，为推进循证教育实践发挥有益的作用。

本研究计划下一步，将选择个性化循证临床诊疗课程，对影响医学生循证意识和能力因素进行进一步的质性研究，作为本次研究学术能力培养医生岗位胜任力评价的主要指标框架来源，将证据引入并应用于对具体案例（例如乳腺癌患者术后副作用和不良反应康复）临床诊疗策略实践。进一步的项目研究将分析将证据引入临床系统环境，师生任务小组重新审视实践问题，将循证临床诊疗指南纳入教育培养指标体系中，通过提供指南临床应用效果的实时反馈效果，指导一线医务人员的临床实践并形成后效评价，筛选循证临床诊疗教学教师资格标准、组织开展循证医学与临床研究师生联合课题研究，并建立相关数据库，循证医学授课以临床病例为基础，将各基础学科和临床学科的知识点贯穿于一个真实的病例，打破学科的界限，旨在提升学生以病例的诊治为中心的发散思维和横向思维，努力提升学生对所学知识的实际转化运用能力。

（本章作者：潘元青、王从辉）

第七章　循证精神医学与心理干预的
机遇与挑战

循证医学正表现出跨学科整合的趋势。跨学科团队围绕某一研究主题，通过多学科方法的交叉运用，产生尽量接近社会事实"原貌"的公共知识已经被认为是学术研究最为有效的方式之一。科学发展中的每个重大突破都与新的科学研究方法的出现紧密相连，在科学发展过程中，从某一学科的突破中形成的科学思维方法将迅速向其他学科传播，甚至向广泛的社会生活领域渗透，从而发展成为一种普遍的科学思维方式，并提高了人类的认识能力。

在当今社会多元化发展的新态势下，在科学研究领域，既定方法论和成熟架构的"循规蹈矩"研究已无法适应科学研究的创新性和时代要求，尤其是社会科学研究，亟待释放能量、破冰重构，形成不唯学科、多维融合、不拘一格、包容并蓄、内敛底蕴、外获新生的新格局。循证社会科学研究的勃然兴起和斐然成绩就是最好表征，借鉴循证医学先进的思想理念和科学的方法，针对社会科学领域数据库开展深度研究，以高质量的证据为解决经济、教育、管理、法律、社会发展、人类健康幸福等领域问题的决策提供科学依据，遵循社会科学研究的最佳证据进行社会实践，将决策的过程和实践的效果放在阳光下进行评价审查，这样才能够摆脱陈规旧俗的羁绊，抛弃权威、教条的枷锁，警惕模糊经验的滥用，才能够促进国家在政治、经济、文化、社会等诸多方面的协调、有序发展，提高人民的幸福感和获得感。这就是循证社会科学产生的时代意义。

一、循证精神医学与心理干预研究现况

循证医学始于20世纪90年代初期的一场基于证据的里程碑性的实践运动，EBM最初的理念是引导临床医生理解和使用已发表的最佳研究证据来优化临床诊疗决策，该理念也强调充分接纳患者的意愿和价值观，并越来越强调需要通

过对证据进行批判性评估。在EBM思想开始对经验医学产生影响之前，临床实践常常依赖于专家建议，即通常根据临床医生的经验进行诊疗，导致现有证据与实际临床实践之间存在较大差距。

此后，循证医学便以迅猛发展的趋势不断向多元学科渗透。时至今日，循证医学传播"广义循证观"进驻中国已过去了四分之一个世纪，循证的工作思维与模式已为医疗卫生决策者生产、评价和转化更多、更高质量的证据开阔了视野。

（一）循证方法学在精神医学临床实践的应用

对促进良好的心理健康状态的研究少于对精神障碍疾病预防关注，主要是因为大量心理干预研究结果的研究设计是分散、非标准化的，导致的结果是后期心理干预的实际获益模棱两可，无法基于一致的推荐意见予以实施，直白地讲，就是缺乏循证方法学的标准。与此同时，对于促进心理健康，价值观不同的不同文化或临床实践也有一定程度的差异，包括心理健康素养、对精神障碍的态度、自我认知和价值观、认知技能、学术与职业表现、情绪、行为、自我管理策略、社交技能、家庭和重要社会关系、身心健康、性健康、生命意义和生活质量等领域。

20世纪90年代，国内基于大学生心理状况的心理干预对照研究文献年均发文量39篇，国外年均发文量98篇，国内发文量较国外相比有明显差距，国内心理干预研究呈现低速发展特征的同时，国外的发文量呈现出稳定上升的趋势。进入21世纪，国外心理干预对照研究发表文献量逐渐趋于增速减缓，而与此同时国内相关文献量呈现出指数级激增的趋势。CNKI中文数据库国内部分心理干预类型研究热点分析显示，国内大学生心理健康相关对照研究，侧重于关注不同流派心理学干预方法对大学生心理健康的干预效果，其中大学生心理健康教育、心理咨询、团体心理辅导、认知行为疗法、积极心理干预、萨提亚模式、内观认知疗法以及表达性艺术治疗成为出现频次最多的心理干预模式，描述性定性研究是已发表文献的主要类型，病例对照研究、队列研究等分析性研究数量非常有限，研究设计在主要结局、次要结局、不良事件、观察期限以及避免选择性报告基本研究设计特征缺乏，随机对照试验等试验性研究数量极低。

CNKI中文数据库二次研究发表的类型中，系统综述再评价、Meta分析、系统综述、叙述性综述、指南、卫生决策分析以及专家共识等高质量研究数量极少，大学生心理健康领域的主要干预性研究领域涉及抑郁与焦虑障碍行为治疗识别、危机干预和心理健康预防教育。CNKI数据库知识图谱分析显示，抑郁障碍与焦虑障碍相关指南、流行病学、疾病和预后、预防、危险因素识别与预警、初步症状筛查、首发精神疾病与心理障碍的识别、诊疗路径、健康教育、社会人口学特征变量，心理健康服务的组织与协作、卫生经济学等关键建议，包括专科门诊/专科医院诊疗路径、治疗关系、康复照护计划、药物治疗、社会功能心理康复和职业康复等；上述研究中有很大一部分缺乏基本的循证方法学意识，整体研究质量没有随着时间的推移而提高。

2010年，抑郁症相关指南占PubMed收录的抑郁相关原始研究和二次研究相关文章总数不到0.5%，尽管有些文章不是研究性质的原创文章，但显示了医疗卫生保健研究者对精神与心理疾病研究的敏感度和迫切性。在发表文章的国家中，英国和美国是发表文献和引用次数最多的国家，循证方法学工具持续迭代变化。其中，抑郁症相关指南在欧美发达国家疾控战略和精神卫生社会治理层面就起到了哨兵的作用，显示出对精神卫生与心理健康促进的预警作用，这些国家制订指南的使命不仅限于此，相关文题除了抑郁障碍预防、筛查外，指南推荐、持续更新，精神卫生的国家治理与管控，也是未来的重要研究方向。

部分欧美循证指南和循证方法学引领的国家，充分利用循证指南对证据质量和推荐强度做出系统和明确的判断方法，不仅有助于纠正医疗决策的系统性偏差，同时能促进对相关精神卫生与心理干预指南的效用性验证。自20世纪70年代以来，英国国家卫生与临床优化研究所（National Institute for Health and Clinical Excellence，NICE）、美国精神病学（American Psychiatric Association，APA）、苏格兰校际指南网络（Scottish Intercollegiate Guidelines Network，SIGN）等国际学术组织，开始逐步采用GRADE系统对研究证据的质量（水平）和建议的强度进行分级，哪些结局指标对决策至关重要，这些关键结局指标的整体证据质量，干预是否利大于弊、利弊之间的平衡，推荐强度等，为循证指南结构化反思提供了一个框架，循证方法学专业意识覆盖指南制订的全过程。

（二）循证指南在精神医学临床实践的应用

目前NICE涉及心理健康和行为状况的指南主题包括：成瘾、酒精使用障碍、焦虑、注意缺陷障碍、自闭、双相情感障碍、谵妄、痴呆、抑郁症、药物滥用、摄食障碍、人格障碍、精神病和精神分裂症、自残和自杀预防等。已发布的关于焦虑相关的指南主题包括：成人慢性、严重、难治性强迫症的深部脑刺激（2021年4月更新），经颅磁刺激治疗强迫症（2020年8月更新），成人广泛性焦虑症和惊恐发作管理（2019年7月更新），创伤后应激障碍（2018年12月更新），社交焦虑症的识别、评估和治疗（2013年5月更新），常见的心理健康问题识别和护理途径（2011年5月更新）以及强迫症和躯体变形障碍治疗指南（2005年11月更新）。

据《2021年—2026年NICE发展战略》，NICE除关注传统药物和医疗设备领域以外，还将在诊断、医疗技术、基因组学、先进治疗药物和数字健康领域进行创新。越来越多的"混合"产品正在模糊界限，对传统卫生技术评估方法提出挑战。NICE数据库的内容已完全数字化，简化、精准和加速指南建议的生产和更新，并推动从"文字"到"数据"的转变，将推动从单一"静态"时间点提出的建议向更动态的环境指导转变，并从卫生技术评估向卫生技术管理转变，特别是在减少卫生不平等方面需要新的监管、获取和响应模式，以支持基于指南的管理和政策进入医疗市场，为新兴技术开发卫生技术评估方法提供参考。

基于WOB数据库，在过去的二十年中发表的文献量，焦虑相关障碍研究领域美国和加拿大相关研究居多，北美地区焦虑相关循证指南更新速度最快，推荐意见也最为具体，突出表现在焦虑相关指南在预防和治疗的决策受益和差距。加拿大心理健康委员会（Mental Health Commission of Canada，MHCC）、加拿大情绪和焦虑治疗网络协作组（Canadian Network for Mood and Anxiety Treatments，CANMAT）、英国国家卫生与临床优化研究所（National Institute for Health and Clinical Excellence，NICE）、苏格兰校际指南网络（Scottish Intercollegiate Guidelines Network，SIGN）、美国预防医学工作组（U.S. Preventive Services Task Force，USPSTF）、美国医疗保健研究与质量局（The Agency for Healthcare Research and Quality，AHRQ）、国际指南文库（National Guideline Clearinghouse，NGC）以及世界卫生组织在内的有影响力的学术组织，在积极推动焦虑指南服务规划和床旁护理临床实践指南的使用，调研医疗卫生保健提供者对指南的依从性态度、感知指南应用障碍和促进绩效评估等方面，采取了卓有实效的实践行动。

基于WOB数据库，北美地区焦虑指南发表的知识图谱显示，基于指南评价规范的卫生系统指南研究与评价系统（Appraisal of Guidelines Research Evaluation-Health Systems，AGREE-HS），在已发表相关指南标准执行度较高，常见焦虑症临床指南实施策略、互联网治疗焦虑和抑郁谱系疾病可接受性、精神卫生健康保健服务电子疗法应用程序研发等前沿研究进展，取得了初步的结构性的大数据研发成果，而且持续保持焦虑谱系疾病相关指南的证据采集、推荐、理论、循证方法转化应用稳定研究趋势等，其研究理念还包括"硬件"的功能和工具方面对精神健康和心理卫生系统进行概念化，例如循证服务学术资源提供，精神与心理卫生人力培训、指南的制订、发布与更新、转化研究的融合路径，指南应用系统障碍识别和焦虑障碍的地区卫生治理等领域。

WOB数据库，我们的项目研究显示，美国和加拿大的研究文献主要涉及指南的成本效益整群随机研究，焦虑症药物治疗临床实践指南建议的系统评价，不同国家和地区临床实践指南实施障碍识别，不同焦虑障碍亚型国际临床实践指南的诊断和治疗建议对比研究，初级保健中焦虑和抑郁指南共病治疗一致研究，指南在基层医疗单位国际分类（International Classification of Primary Care，ICPC）代码，指南的数量和类型，心理干预治疗与药物治疗的类型和剂量，处方维持治疗时间和转诊方案与路径，全科医生与专科医生对指南的依从性研究，保险机构相关评估对抑郁症指南依从性和可靠性验证性等研究。

二、循证精神医学与心理干预研究的机遇

（一）循证指南在精神医学与心理干预研究的现况

近30年，中外学者对基于循证理念的精神卫生和心理健康研究不断丰富，并逐渐成为一个综合的、多层次的概念。循证的理念、思想和方法应用已经在西方发达国家的政府卫生决策中形成基于证据的政策制定工作模式，在智库研究和决策参考中受到重视并推广应用。其主要表现有：循证卫生管理的多方位描述、循证实践的多角度解析，构建以政府、治理、环境、受众协同推进的循证治理大格局，构建多元化智库支持网络，增加基于证据转化的科学资本存量，提高社会治理的回报能力，循证实践目标管理对象从个体、人际、社区和政策层面，将进行全面绩效验证和更新修正赋权等。指南不仅对治疗和预防疾病至关重要，而且利用度较高和更新较快的循证指南可可提升卫生资源合理公平使用。日益增加的精神卫生慢性病负担给不同国家和地区卫生保健系统带来了巨大挑战，以美国和加拿大为代表的发达国家为例，指南推广应用优先往往是针对急性病和传染病谱系疾病治疗而开发的，以应对有限的医疗资源和卫生经济费用压力。时至今日，基于证据的指南业已成为循证慢病管理的金标准，

从床边的临床决策到患者的意愿选择，再到卫生系统的顶层设计、精神卫生国家治理和宏观卫生经济学健康保险支出，循证指南增强了临床医生和相关精神健康与心理卫生从业者的决策能力，得到了全球广泛深度的推广和执行。

针对当前证据级别及推荐强度存在的不足，2000年由世界卫生组织发起，全球不同地区的19个国家和国际组织成立了"推荐分级的评价、制定与评估（Grades of Recommendations Assessment Development and Evaluation，GRADE）"工作组，2004年该工作组正式推出了GRADE证据质量分级和推荐强度系统（以下简称GRADE系统）。循证指南的推荐意见、推荐强度就是基于GRADE系统的规范化证据引导，目前，我国GRADE标准尚属于介绍、普及阶段，虽然循证医学证据在其他学科和专业更新迭代速度激增，目前在包括大学生人群在内的基于抑郁障碍的精神卫生与心理健康指南国内外发布机构就有29个。

近年来，随着经济的发展，由于医疗卫生环境的复杂化，我国医疗卫生行政部门逐渐认识到临床实践指南的重要性，促进了我国精神医学与心理卫生临床实践指南的发展。我国精神医学与心理卫生指南主要分为四类：

（1）权威指南：由国家卫生行政部门组织编写或出资、委托国内学术团体专家制订的临床实践指南，例如由中华医学会精神医学分会组织编著的《中国精神分裂症防治指南》。

（2）医院指南：由国内比较著名的医院出资并组织专家编写的临床实践指南，例如，由北京大学第六医院、北京大学精神卫生研究所、国家卫生健康委员会精神卫生学重点实验室（北京大学）国家精神心理疾病临床医学研究中心组织专家编写的《抑郁症基层诊疗指南（2021年）》。

（3）翻译指南：一般由从事医疗工作的专业人员翻译国外指南，再结合我国的医疗实际形成的诊疗指南（本书第五章有系统介绍）。

（4）个人指南：由本行业内比较著名的专家学者发起，组织相关医疗工作人员所写的诊疗指南，例如由国外神经内科相关专家小组编写的《2023专家共识：成人癫痫患者抑郁症管理建议》。

循证指南作为医疗实践的重要指导性规范文本，可以规范医疗卫生保健提供者的诊疗行为，缩小最佳研究证据转化应用差距。国际循证指南通常来源于最高级别的前瞻性随机对照研究，随机对照研究能够最大程度地避免研究设计、实施中可能出现的各种系统性误差和偏倚，不同程度平衡混杂因素，提高统计学检验的效能等诸多优点，是目前国际公认的临床疾病防治性研究方法的金标准。

（二）精神医学与心理干预研究的发展趋势

随着国家对精神医学与心理卫生事业发展的重视和精神医学实现现代化、国际化的迫切需要，自20世纪90年代起先后制定了一系列标准、指南，特别是近年来国家对心理障碍性疾病干预的标准给予了大力支持，相继开展了一系列标准化项目，其中精神医学常见病、多发病的诊疗指南制订是该项工作的重要组成部分。但是我国目前精神医学界制订的大部分指南，属于结合国际相关精神医学指南和国内专家共识的诊疗指南，其科学性、实用性受到了较大限制。我国部分学者也在循证性临床实践领域进行了初步的研究，制订了一批循证性精神医学临床实践指南。

关于精神医学临床实践指南制订的基本方法，目前国内精神医学界学者主要是在国际临床实践指南研究的基础上提出的，如中国精神医学科学院临床基础医学研究所赵静等通过对英国国家卫生与临床优化研究所、苏格兰校际指南协作网等国际临床实践指南开发与评价机构关于指南制订方法学的研究基础上，介绍循证性临床实践指南的制订程序与方法，主要包括：指南制订的主题和目的；成立专门的指南制订小组，进行指南的开发；指南的证据来源、质量评价和推荐意见等级；指南的起草；指南的评价和更新等。北京中医药大学循证医学中心主任刘建平在研究国外临床实践指南手册的基础上，阐述了编制精神医学临床实践指南的重要性及作用、临床实践指南的相关内容以及临床实践指南制订的方法等。四川大学华西医院邓可刚在查阅制订循证性临床实践指南相关文献的基础上，介绍了评价循证临床实践指南质量的关键内容，包括制订和评价指南的程序。武汉大学曾广基通过介绍澳大利亚循证临床指南的开发程序、实施策略及评估方法，对循证医学在临床指导的应用现状做了较深入的阐述，为精神医学临床实践指南的制订提供了参考依据。中国中医科学院中医临床基础研究所宇文亚等在对评价工具研究的基础上，介绍了评价工具在评价精神医学临床实践指南评价中的具体应用，并指出了目前精神医学临床实践指南质量普遍较差的实际。北京大学公共卫生学院詹思延对评价工具进行了详细的介绍，并提出了评价工具的具体应用方法和注意事项。中国中医科学院李敬华通过对精神医学临床文献质量评价方法的研究，认为从现有文献看，精神医学的临床文献质量评价主要针对的是精神医学临床治疗性文献，应用的评价方法主要有声明、标准、清单、量表，并且越来越多的研究者开始使用声明作为评价标准。

三、循证精神医学与心理干预现况的挑战

国内以大学生为研究对象的心理干预研究，基于循证医学设计和绩效评估方面不足，中国精神与心理卫生研究在国际指南制订中承担的专业贡献和辨识度非常有限，但是我们也看到，越来越多的精神与心理卫生工作者正积极寻求循证医学的方法学培训，在精神与心理卫生研究的实践中，中国精神与心理卫生研究团队不再是旁观者、跟随者，而是要逐渐吃完相关领域的研究参与者、引领者，在国际指南制订中发出更多中国本土化声音的趋势正在提升。

循证临床实践指南是建立在临床证据基础上的指南，因此临床证据的质量评价、分级以及推荐建议等级体系是临床实践指南制订循证方法学的核心。由于精神医学的理论与临床医学在一定程度上存在疾病和文化差，因此不能完全照搬目前国际临床证据质量评价和分级以及推荐意见的分级体系，应该建立符合我国精神医学和心理卫生研究自身特色的证据质量评价、分级以及推荐体系。在该系统中，应该重视我国专家经验在指南制订中的重要地位，尝试由精神医学专家和临床实践指南制订专家通过讨论的模式，建立精神医学学界普遍接受同时又能被国际认可的证据质量评价、分级和推荐系统，并建立循证精神卫生临床诊疗指南制订平台，基于这个平台规范工作，针对相关系列指南转化应用后绩效评估持续更新。这些问题已经成为制约循证性精神医学临床实践指南发展的主要问题，需要精神医学界共同努力解决。

综上所述，循证性临床实践指南由于制订方法的科学性、临床指导的实用性，已经成为目前国内精神医学临床实践指南制订新的趋势，但目前我国循证精神医学临床实践指南的制订方法学尚不成熟，存在较多的问题，包括文献质量的评价方法、证据的形成、推荐强度、专家意见的集成以及指南的评价和更新等问题需要系统研究，我国精神医学学界尚未对循证性临床实践指南制订的方法学达成共识等。因此，系统研究循证精神医学临床实践指南制定的方法是我国精神医学标准化工作的重要方面之一，对促进精神与心理疾病临床绩效有重要意义。

四、循证精神医学与心理健康教育促进的对策建议

(一)精神与心理干预循证医学方法研究利用度的现况

基于我们前期证据的循证研究，已发表的以大学生人群为纳入研究对象的中国心理干预类型研究，在指南利用状况，包括涉及证据级别（Level of Evidence）和推荐强度（Strength of Recommendation）的标准，目前研究普遍缺乏指南的引证意识，其推荐强度没有规范的标准，已经推荐的心理干预方案和实施标准方法各异，标准不一，甚至彼此矛盾。虽然近30年间精神与心理指南数量快速增长，但此次调查研究的情况显示相关心理干预专业研究人员对指南的知晓率和利用率并不高，基于大学生精神与心理干预循证医学方法研究利用度的机遇与挑战具体如下：

1.已发表的中文心理干预研究设计标注为随机对照试验的文献，普遍没有采用CONSORT声明（Consolidated Standards of Reporting Trials，CONSORT）评价随机对照试验（Randomized Controlled Trials，RCT）的报告质量，同时也没有采用Jadad评分表对其方法学质量进行评估。

2.系统评价/Meta分析方法学质量的评价工具（Assessment of Multiple Systematic Reviews，AMSTAR）：在已发表的中文研究设计标注为系统评价/Meta分析的文献，普遍没有采用AMSTAR中系统综述和Meta分析优先报告条目（Preferred Reporting Items for Systematic Reviews and Meta-Analyses，PRISMA）或随机对照试验Meta分析报告质量（Quality of Reportin of Meta-Analyses Randomized Controlled Trials，QUOROM）声明评估系统评价/Meta分析报告质量。

3.在基线特征中，RCT报告质量涉及统计效能估算、随机分组、分配隐藏、声明资金支持、Jadad评分、干预类型的特征极少。

4.已发表的中国心理干预类RCT的数量极低，基于循证方法学和报告质量标准，标注RCT研究设计精准描述、主要结局指标和次要结局指标、心理干预实施以及干预方案的描述、纳入研究对象的同质性标准、随机序列产生的方法、样本量估算、亚组分析解释和终止试验情况报告、分配隐藏方案、盲法设计和实施等均普遍缺失。

5.以抑郁障碍和焦虑障碍为例，CNKI数据库中已发表的中文相关对照干预科技论文，研究框架设计普遍没有循证问题建构的规范，其对照研究中，干预

组的设计方案也没有引证循证实践指南的推荐意见；CNKI数据库、部分英文心理干预循证指南关键词共现分析显示，已发表的英文相关文献，相对明确循证指南中利益相关者及其职责，系统评估抑郁障碍临床实践与指南推荐意见之间的差距，阐述了区域性指南传播与实施过程中的阻碍因素与促进因素，有明确的指南传播与实施的策略，并开展了基于指南的循证实证工作，在监测、评估和更新指南意见反馈和后效评价维度上，普遍具有前沿创新意识。

6.以焦虑障碍为例，基于同质性的干预，循证推荐意见基本一致，全球实施《国际疾病分类》第十一次修订版（International Classification of Diseases 11th Revision，ICD-11）对焦虑和惊恐发作疾病诊断指南准确性和临床效用评级比较研究、指南依存性与心理或药物干预的反应评估、自杀与抗焦虑药物指南的一致性之间的关联研究、焦虑和成瘾共病、疼痛与焦虑症共病筛查、不同干预措施的利弊和GREAD推荐强度和等级，但上述指南转化应用也仅限于西方发达国家，尤其是美国、英国、加拿大、德国和荷兰等。

7.以抑郁障碍和焦虑障碍为例，国外数据库收录的已发表英文综述性文献，欧美国家之间的联系强度高，其国家之间的合作交流也比较密切，这也表明，心理干预和相关指南利用度已经引起了世界各国的关注。由于每个国家政治、经济、文化发展的差异，全球不同国家和地区卫生系统的协调呈现出倾向于通过与其他国家的协调和对话来解决研究问题，对于指南实践障碍因素的探讨一直是指南与共识转化应用的焦点，在一定程度上，国际性的指南制订专业学术组织已经形成协同工作趋势，对有效改善包括焦虑障碍在内的精神卫生与心理健康问题，形成直接的专业工作获益。近5年，我国国内学术组织如中华医学会已经发表了6项中国本土化推荐的精神卫生与心理健康指南，部分国外数据库开始推介中国循证指南研究，这表明，中国虽然在心理干预和相关指南利用领域起步较晚，但发展迅速，前景可观。

（二）循证精神医学与心理健康教育促进的对策

循证医学进驻中国业界已近四分之一世纪，方法学推进深入人心，循证科学指南意识大行其道的当下，我国精神卫生服务如何应对循证指南数量激增的应用压力和挑战，并弥合医疗卫生保健提供者和循证指南转化验证应用间的差距，减轻医疗费用负荷，规范标准化心理干预方案与路径，以缓解我国精神与心理卫生保健的压力，值得深入考究。基于指南的精神与心理卫生服务和系统性研究，正在整合到我国高校初级保健系统中并已经取得初步成果，研究对策建议如下：

1.精神卫生与心理健康保健提供者和治理决策者需要在做出专业决策时，对临床指南进行规范化参考，突破既往经验医学内化的、默认的思维惯性，基于精神卫生与心理健康保健提供者和治理决策者的终身学习集体强化，提高对相关指南的依从性。

2.精神卫生与心理健康保健提供者、患者及一级监护亲属的合作和沟通不足，相关指南无法对临床案例的全景专业干预过程提供充分的信息支持；对临床案例的预后结果评估与随访缺乏反馈；指南获取资源有限，缺乏透明度和主动公开的社会文化氛围，这样的执行环境会阻碍精神卫生与心理健康干预标准化的执行，反之也妨碍精神卫生与心理健康相关临床实践指南后效评价和持续改进。

3.需要开发和调整在线工具，以促进指南的转化、使用。根据精神卫生与心理健康保健提供者专业人员工作需求清单，构建精神卫生与心理健康保健提供者与指南制订委员会、心理学家之间的便捷沟通、报告和反馈等工作机制，提供有关免费使用、验证、改进指南的专有信息集成系统或在数据库，以提高循证指南在精神与心理卫生领域的资源可及性。

4.心理干预和相关指南涉及多学科的理论和方法，需要包括循证医学各领域多学科研究人员，尤其是循证的多元方法学专家的参与，发达国家与发展中国家在全球卫生领域的科研合作尤为重要。

5.加强国家与国家、作者与作者、机构与机构之间的合作，提高我国在心理干预研究领域的中国声音和学术影响力，同时减少心理干预研究领域的低质量重复性研究，加强相关研究的连续性与持续拓展研究深度。

2013年，WHO发布世界卫生报告《全民健康覆盖研究》，呼吁进一步密切研究与实践之间的合作，让研究走出学术机构，融入卫生服务现场，更接近公共卫生规划，呼吁并支持各国采取正确、高效和经济的教育与转化应用措施，更好地实现全民健康全覆盖，最大限度地利用卫生保健体系潜力，获得卫生保健的最佳效果。

循证医学的标准化专业教育和方法学变革，将会成为未来医学高等教育的必然趋势，也必将是连接精神卫生和心理健康教育促进研究证据与临床实践的桥梁，并有极大的可能性成为提高和保障精神卫生和心理健康教育促进医疗服务质量、降低医疗成本及改进精神卫生和心理健康医学教育的重要工具。回顾过去，中国的循证医学卓越先行者已为该学科发展、深入研究、服务社会打下坚实的基础，培养了我国第一批高级别的专业人才。与此同时，循证教育传播需要不断克服来自传统观念、习惯行为带来的障碍，教育管理部门的政策支持、持续的培训刻不容缓，是循证医学教学目标最具挑战的环节，展望未来，循证医学在中国的发展，精神卫生和心理健康教育促进的专业化发展必然置身其中。

（本章作者：潘元青、梁海乾、王从辉、廖传景）

参考文献

［1］DJUBEGOVIC B, GUYATT G H. Progress in evidence-based medicine［J］. Lancet, 2017, 390(10092): 415-423.

［2］FEINSTEIN A R. Scientific standards in epidemiologic studies of the menace of daily life［J］. Science, 1988, 242: 1257-1263.

［3］SACKETT D L. Clinical epidemiology［J］. Am J Epidemiol, 1969, 89: 125-128.

［4］Evidence-Based Medicine Working Group. Evidence-based medicine. A new approach to teaching the practice of medicine［J］. JAMA, 1992, 268(17): 2420-2425.

［5］COCHRANE A. Effectiveness and Efficiency: Random Reflections on Health Services［M］. London: Royal Society of Medicine Press, 1999:1-92.

［6］SACKETT D L, ROSENBERG W M, GRAY J A, et al. Evidence based medicine: what it is and what it isn't［J］. BMJ, 1996, 312(7023): 71-72.

［7］TITLER M G. Developing an evidence-based practice// LOBIONDO-WOOD G, HABER J. Nursing Research: Methods and Critical Appraisal for Evidence-based Practice［M］. 7th ed. St. Louis, MO: Mosby, 2006: 385-437.

［8］ROSENBERG W M, DEEKS J, LUSHER A, et al. Improving searching skills and evidence retrieval［J］. J R Coll Physicians Lond, 1998. PMID: 9881313

［9］SUAREZ M E, BELSECK E, HOMIK J, et al. Identifying clinical trials in the medical literature with electronic databases: MEDLINE alone is not enough［J］. Control Clin Trials, 2000, 21(5): 476-487.

［10］ZACHARY S L, CLAIRE M, CHANGIZ I, et al. The global prevalence of common mental disorders: A systematic review and meta-analysis 1980-2013［J］. Int

J Epidemiol，2014，43(2)：476-493.

[11] WHITEFORD H A，DEGENHARD L，REHM J，et al. Global burden of disease attributable to mental and substance use disorders：findings from the Global Burden of Disease Study 2010[J]. Lancet，2013. PMID：23993280 Review.

[12] MAXIMILIAN H，MAGDOLNA T，LOUKIA M S，et al. Efficacy of pharmacotherapy and psychotherapy for adult psychiatric disorders：a systematic overview of meta-analyses[J]. JAMA Psychiatry，2014，71(6)：706-715.

[13] VELEZ A K，LAWTON J S. Commentary：Isn't evidence a prerequisite for evidence-based medicine? [J] Cardiovas Surg，2021，19：S0022-5223(21)01228-9.

[14] WAMPOLD B E，GOODHEART C D，LEVANT R F. Clarification and elaboration on evidence-based practice in psychology[J] Am Psychol，2007，62(6)：616-618.

[15] Evidence-based practice in psychology. APA Presidential Task Force on Evidence-Based Practice[J]. Am Psychol，2006，61(4)：271-278.

[16] BERNAL G，RODRIGUEZ M M D. Cultural adaptations：tools for evidence-based practice with diverse populations [M]. Washington DC：American Psychological Association，2012：215-233.

[17] NADINE J K，SHWETA K，SARAH E D，et al. Psychologists' contributions to patient-centered medical homes [J]. J Clin Psychol Med Settings. 2015. PMID：26628412 Review

[18] AUERBACH R P，ALONSO J，AXINN W G，et al. Mental disorders among college students in the world health organization world mental health surveys [J]. Psychol Med，2016. PMID：27484622

[19] AUERBACH R P，MORTIER P，BRUFFAERGS R，et al. WHO world mental health surveys international college student project：prevalence and distribution of mental disorders[J]. J Abnorm Psychol，2018，127(7)：623-638.

[20] GUNNELL D，KIDGER J，ELVIDGE H. Adolescent mental health in crisis [J] BMJ，2018，19(361)：2608.

[21] SIVERTSEN B，RAKIL H，MUNKVIK E，et al. Cohort profile：the SHOT-study，a national health and well-being survey of Norwegian University students [J]. BMJ Open，2019，9：e025200.

［22］KESSLER R C, AMMINGER G P, AGULIAR S, et al. Age of onset of mental disorders: a review of recent literature［J］. Curr Opin Psychiatry, 2007, 20 (4): 359-364.

［23］KESSLER R C, BERGLUND P, DEMLER O, et al. Lifetime prevalence and age-of-onset distributions of DSM-Ⅳ disorders in the national comorbidity survey replication［J］. Arch Gen Psychiatr, 2007, 62(6):593-602.

［24］BEWICK B, KOUTOPOULOU G, MILES J, et al. Changes in undergraduate students' psychological well-being as they progress through University ［J］. Stud High Educ,2010,35:633-645.

［25］DE GIROLAMO G, DANANI J, PURCELL R, et al. Age of onset of mental disorders and use of mental health services: needs, opportunities and obstacles ［J］.Epidemiology and Psychiatric Sciences,2012,21(1):47-57.

［26］KENDLER K S, MYERS J, DICK D. The stability and predictors of peer group deviance in university students ［J］. Social Psychiatry and Psychiatric Epidemiology, 2015, 50(9): 1463-1470.

［27］HARRAER M, ADAM S H, BAUNEISTER H, et al. Internet interventions for mental health in university students: A systematic review and meta-analysis［J］. Int J Methods Psychiatr Res, 2019, 28: e1759.

［28］HUANG Y, WANG Y, WANG H, et al. Prevalence of mental disorders in China: a cross-sectional epidemiological study［J］. Lancet Psychiatry, 2019, 6: 211-224.

［29］LEI X Y, XIAO L M, LIU Y N, et al. Prevalence of depression among Chinese university students: a meta-analysis［J］. PLoS One, 2016, 11: e0153454.

［30］HARRIS M G, BHARAT C, GLANTZ M D, et al. Cross-national patterns of substance use disorder treatment and associations with mental disorder comorbidity in the WHO World Mental Health Surveys ［J］. Addiction, 2019, 114 (8): 1446-1459.

［31］MAJEED H, LEE J. The impact of climate change on youth depression and mental health［J］. Lancet Planet Health, 2017, 1: e94-e95.

［32］GAO L, XIE Y, JIA C, et al. Prevalence of depression among Chinese university students: a systematic review and meta-analysis［J］. Sci Rep, 2020, 10:

15897.

［33］BROGLIA E, MILLINGS A, BARKHAM M. The counseling center assessment of psychological symptoms(CCAPS-62): acceptance, feasibility, and initial psychometric properties in a UK student population［J］. Clin Psychol Psychother, 2017, 24(5):1178-1188.

［34］BAYRAM N, BILGEL N. The prevalence and sociodemographic correlations of depression, anxiety and stress among a group of University students［J］. Soc Psychiatry Psychiatr Epidemiol, 2008. PMID: 18398558

［35］BALLESTER L, ALAYO I, VILAGUTT G, et al. Mental disorders in Spanish University students: prevalence-age-of-onset, severe role impairment and mental health treatment［J］. J Affect Disord, 2020, 273: 604-613.

［36］KNAPSTAD M, SIVERTSEN B, KNUDSEN A K, et al. Trends in self-reported psychological distress among college and University students from 2010 to 2018［J］. Psychol Med, 2021, 51(3): 470-478.

［37］HEINZE J E, COOK S H, WOOD E P, et al. Friendship Attachment Style Moderates the Effect of Adolescent Exposure to Violence on Emerging Adult Depression and Anxiety Trajectories［J］. J Youth Adolesc, 2018, 47(1):177-193.

［38］VERGER P, GUAGLIARDO V, GILBERT F, et al. Psychiatric disorders in students in six French universities: 12-month prevalence, comorbidity, impairment and help-seeking［J］. Soc Psychiatry Psychiatr Epidemiol, 2010, 45(2): 189-199.

［39］VÁZQIEZ F L, TORRES Á, OTERO P, et al. Prevalence, comorbidity, and correlates of DSM-Ⅳ axis I mental disorders among female university students［J］. J Nerv Ment Dis, 2011, 199(6):379-383.

［40］ROIS R, RAY M, RAHMAN A, et al. Prevalence and predicting factors of perceived stress among Bangladeshi university students using machine learning algorithms［J］. J Health Popul Nutr, 2021, 27:40 :50.

［41］PAL S Y, DORIC A, STEVANOVIC D, et al. Correlates of Problematic Internet Use among college and university students in eight countries: An international cross-sectional study［J］. Asian J Psychiatr, 2019, 45:113-120.

［42］IBRAHIM A K, KELLY S J, ADAMDS C E, et al. A systematic review of studies of depression prevalence in University students [J]. J Psychiatr Res, 2013. PMID: 23260171 Review.

[43] EISENBERGg D, SPEER N, HUNT J B. Attitudes and beliefs about treatment among college students with untreated mental health problems[J]. Psychiatr Serv, 2012, 63:711-713.

[44] EBERT D D, MORTIER P, KAEHLKE F, et al. Barriers of mental health treatment utilization among first-year college students: first cross-national results from the WHO world mental health international college student initiative[J] Int J Methods Psychiatr Res, 2019, 28:e1782..

[45] HUNT J, EISENBERG D. Mental health problems and help-seeking behavior among college students [J]. J Adolesc Health, 2010. PMID: 20123251 Review.

[46] JOSEPHINE K, JOSEFINE L, PHILIP D, et al. Internet-and mobile-based depression interventions for people with diagnosed depression: A systematic review and meta-analysis[J]. J Affe Dis, 2017,223(1): 28-40.

[47] KENDLER K S, MYERS J, DICK D. The stability and predictors of peer group deviance in university students [J]. Social Psychiatry and Psychiatric Epidemiology, 2015, 50(9):1463-1470.

[48] KERR D L, SANTURRI L, PETERS P. A comparison of lesbian, bisexual, and heterosexual college undergraduate women on selected mental health issues[J]. Journal of American College Health, 2013, 61(4):185-194.

[49] HAOYU H, QIUXIA W, YUZHU H, et al. Stigmatizing Attitudes Toward Depression Among Male and Female, Medical and Non-medical Major College Students[J]. Front Psychol,2021, 25(6): 648059.

[50] ALYSON P. Mental health stigma among college students: misperceptions of perceived and personal stigmass[J]. J Am Coll Health, 2020, 23:1-10.

[51] XIAO H, CARNEY D M, YOUN S J, et al. Are we in crisis? National mental health and treatment trends in college counseling centers [J]. Psychological Services, 2017, 14(4):407-415.

[52] SUSSMAN S, ARNETT J J. Emerging adulthood: developmental period facilitative of the addictions[J]. Eval Health Prof, 2014, PMID: 24492245 Review.

［53］AUERBACH R P, ALONSO J, AXINN W, et al. Mental disorders among college students in the World Health Organization World Mental Health Surveys［J］. Psycho Med, 2021, 46(14):2955-2970.

［54］SLAVICH G M, AUERBACH R P. American Psychological Association Handbook of Psychopathology ［M］. Washington DC: American Psychological Association, 2019:224-256.

［55］EISENBERG D, DOWNS M F, GOLBERSTEIN E, et al. Stigma and help seeking for mental health among college students ［J］. Med Care Res Rev, 2009. PMID: 19454625

［58］EISENBERG D, GOLBERSTEIN E, GOLLUST S E. Help-Seeking and access to mental health care in a University student population［J］. Med Care, 2007, 45:594-601.

［57］WU Q, LUO X, CHEN S, et al. Mental health literacy survey of non-mental health professionals in six general hospitals in Hunan Province of China［J］. PLoS One, 2017,12:e0180327.

［58］ANDERSSON G, CUIJPERS P, CARBRING P, et al. Guided Internet-based vs. face-to-face cognitive behavior therapy for psychiatric and somatic disorders: A systematic review and meta-analysis ［J］. World Psychiatry, 2014, 13 (3):288-295.

［59］YANG F, YANG B X, STOND T E, et al. Stigma towards depression in a community-based sample in China a ［J］. Compr Psychiatry, 2020, 97:152152.

［60］潘元青,邝志桐,梁海乾,等.艺术治疗对大学生心理干预的系统评价与meta分析［J］.心理月刊, 2021,20(16):7-11.

［61］CHEN C. CiteSpace II: Detecting and Visualizing Emerging Trends and Transient Patterns in Scientific Literature［J］. J Amer Soc Inf SciTec, 2006, 51(3): 359-377.

［62］PAUL K J, CARRIE N K, NANCY B, et al. Taplin Multiple clinical practice guidelines for breast and cervical cancer screening: perceptions of US primary care physicians［J］. Med Care, 2011, 49(2):139-148.

［63］DANIEL M, RENCIC J, DURNING S J, et al. Clinical Reasoning Assessment Methods: A Scoping Review and Practical Guidance ［J］. Acad Med,

2019, 94(6):902-912.

[64] AGBASSI C, MESSERSMITH H, MCNAIR S, et al. Priority-based initiative for updating existing evidence-based clinical practice guidelines: the results of two iterations[J]. J Clin Epidemiol, 2014, 67:1335-1342.

[65] FELLZER P R. Evidence-based medicine's curious path: From clinical epidemiology to patient-centered care through decision analysis [J]. Journal of Evaluation in Clinical Practice, 2021, 27(3):631-637.

[66] ZENG L, BRIGNARDLLO R, HULTCRANTZ M. GRADE guidelines 32: GRADE offers guidance on choosing targets of GRADE certainty of evidence ratings [J]. J Clin Epidemiol, 2021, 137(9):163-175.

[67] HALALAU A, HOLMES B, ROGERS A, et al. Evidence-based medicine curricula and barriers for physicians in training: a scoping review[J]. International Journal of Medical Education, 2021, 12:101-124.

[68] DJULBEGOVIC B, GUYATT G H. Progress in evidence-based medicine: a quarter century on[J]. Lancet, 2017, 390(10092):415-423.

[69] National Institute for Health and Care Excellence. NICE Guidance. 2017. (2018-08-14) [EB/OL]. https://www.nice.org.uk.

[70] HILTON B M, THOMSON H, SHAW B. Challenges in applying the GRADE approach in public health guidelines and systematic reviews: a concept article from the GRADE Public Health Group[J]. J Clin Epidemiol, 2021, 35(7): 42-53.

[71] Scottish Intercollegiate Guidelines Network (SIGN). Forming guideline recommendations// A guideline developers' handbook. Edinburgh: SIGN, 2001. [EB/OL]. (2021-01-24) [2023-01-27] www.sign.ac.uk/guidelines/fulltext/50/section6.html.

[72] KURTH A E, KRIST A H, BORSKY A E, et al. Preventive Services Task Force Methods to Communicate and Disseminate Clinical Preventive Services Recommendations[J]. Am J Prev Med, 2018,PMID: 29254529.

[73] LISA L, MIRJAM H, INA K, et al. Evaluation of evidence grades in psychiatry and psychotherapy guidelines[J], BMC Psychiatry, 2020, 20(1):503.

[74] Madhukar H Trivedi. Major Depressive Disorder in Primary Care:

Strategies for Identification[J]. Clin Psychiatry, 2020. PMID: 32220155

[75] 潘元青, 梁骋, 梁海乾, 等. 高校学生心理干预的循证国际经验和中国探索: 基于 CiteSpace 的部分热点研究可视化分析[J]. 心理月刊, 2022, 17(23): 1-10.

[76] 潘元青, 马雷, 邴志桐, 等. 艺术治疗对大学生心理状况的系统评价与 meta 分析[J]. 心理月刊, 2021, 16(20): 7-11.

[77] 潘元青, 张志勇, 陈根, 等. 医学生循证医学数据库利用度教学策略与方案研究[J]. 教育现代化, 2020, 7(45): 122-127+161.

[78] 潘元青, 张志勇, 陈根, 等. 公共卫生突发事件心理预警与干预网络课程设计与开发——基于《医学心理学课程》为例[J]. 教育现代化, 2020, 7(44): 156-160.

[79] 潘元青, 石武祥, 杨克虎, 等. 循证医学理念在研究生 CBE 在线课堂教学转化应用的探索与实践[J]. 教育现代化, 2019, 6(96): 156-159.

[80] 潘元青, 石武祥, 杨克虎, 等. 循证医学在中国高等医学教育的差距与紧迫现状[J]. 教育现代化, 2019, 6(88): 89-93+112.

[81] 潘元青, 杨克虎, 于润泽, 等. 循证护理实践的成功经验与前景展望: 第 10 届 JBI 研讨会主题要览[J]. 循证护理, 2019, 5(1): 1-7.

[82] 李幼平, 李静, 孙鑫, 等. 循证医学在中国的起源与发展: 献给中国循证医学 20 周年[J]. 中国循证医学杂志, 2016, 16(1): 2-6.